主编

傅厚道

张天帅 林刚

俞雯雯

倪观锋

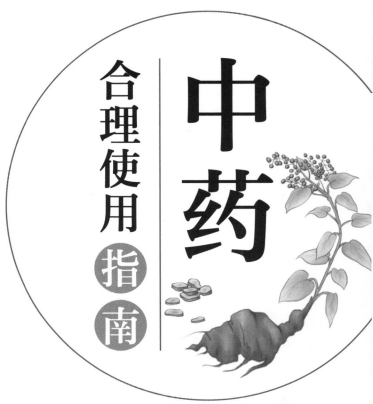

中药

合理使用

指南

用药之道

犹如兵法之精

非以量取胜

而在策略之妙

U0226605

科学技术文献出版社
SCIENTIFIC AND TECHNICAL DOCUMENTATION PRESS

·北京·

图书在版编目（CIP）数据

中药合理使用指南 / 傅厚道等主编. -- 北京 ：科
学技术文献出版社，2024. 10. -- ISBN 978-7-5235
-1896-0

Ⅰ. R282-62

中国国家版本馆 CIP 数据核字第 2024XV5152 号

中药合理使用指南

策划编辑: 张　蓉　责任编辑: 张　蓉　史钰颖　责任校对: 张吲哚　责任出版: 张志平

出　版　者	科学技术文献出版社
地　　　址	北京市复兴路15号　邮编 100038
编　务　部	（010）58882938，58882087（传真）
发　行　部	（010）58882868，58882870（传真）
邮　购　部	（010）58882873
官 方 网 址	www.stdp.com.cn
发　行　者	科学技术文献出版社发行　全国各地新华书店经销
印　刷　者	中煤（北京）印务有限公司
版　　　次	2024 年 10 月第 1 版　2024 年 10 月第 1 次印刷
开　　　本	850×1168　1/32
字　　　数	252千
印　　　张	8.75　彩插20面
书　　　号	ISBN 978-7-5235-1896-0
定　　　价	36.00元

编委会

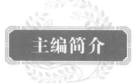

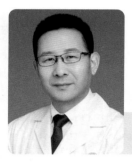

傅厚道

宁波市第二医院中药房主任，主任中药师。

社会任职

宁波市傅厚道名中医药专家传承工作室指导老师，宁波市傅厚道老药工专家传承工作室指导老师，浙江药科职业大学药学院产业教授，中华中医药学会中药基础理论分会委员、中药实验药理分会委员、方药量效研究分会委员、中药调剂与合理用药分会委员，浙江省中医药学会中药分会委员，宁波市医学会临床药学分会委员，宁波市中医药学会理事，宁波市医学会医学鉴定专家。

专业特长

对中药合理使用评价、中药品质评价等积累了丰富的经验。

学术成果

主持课题 2 项，发表学术论文 10 余篇，主编专著 1 本，获授权专利 2 项。

所获荣誉

宁波市名中药师，浙江省药学会优秀医院药师，宁波市优秀药师，宁波卫生职业学院优秀实习带教老师。

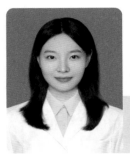

张天帅

宁波市镇海区中医医院中药房中药师，中药学硕士、中西医临床医学学士，毕业于黑龙江省中医药科学院、黑龙江中医药大学。

社会任职

宁波市傅厚道名中医药专家传承工作室成员，宁波市傅厚道老药工专家传承工作室继承人。

专业特长

擅长将中药学理论知识运用于临床实践中，现从事中药临床药学工作。

学术成果

参与多项课题研究，并发表了多篇学术论文。

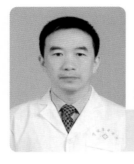

林刚

宁波市中医院中医经典内科主任中医师。

社会任职

宁波市林刚名中医药专家学术经验继承工作室指导老师，中华中医药学会亚健康分会委员、药膳分会委员，浙江省中医药学会中医经典与传承研究分会委员、营养与食疗分会委员，宁波市医学会肝病学分会委员，宁波市医学会老年医学分会委员，宁波市中西医结合学会老年病学专业委员会委员。

专业特长

从事中医临床工作 30 余年，擅长脾胃病和老年病的中西医结合治疗。

学术成果

主持省级课题 2 项，发表学术论文 10 余篇，主编专著 4 本。

所获荣誉

宁波市名中医。

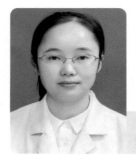

俞雯雯

余姚市中医医院中药房主管中药师，中药学硕士，毕业于浙江中医药大学。

社会任职

浙江省中医药学会中药制剂分会青年委员，世界中医药学会联合会中药养颜产业分会理事。

专业特长

从事中药临床工作，擅长中药药理研究，临床用药经验丰富。

学术成果

主持浙江省中医药管理局科研课题 1 项、宁波市医学科技计划项目 1 项，在国内外学术期刊上发表论文 10 余篇，其中 SCI 收录论文 3 篇，获发明专利 2 项。

所获荣誉

宁波市卫生健康青年技术骨干人才。

主编简介

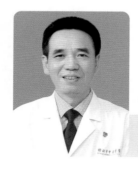

倪观锋

余姚市中医医院副院长、中药学学科带头人，主任中药师。

社会任职

中华中医药学会中药制药工程分会、鉴定分会委员，浙江省中医药学会中药制剂分会委员，宁波市中药药事质量控制管理中心委员，余姚市中医药学会理事。

专业特长

擅长常用中药饮片真伪优劣鉴别。

学术成果

主持浙江省中医药管理局科研课题 1 项，发表学术论文 10 余篇，参与发明专利 1 项。

所获荣誉

宁波市基层名中药师，宁波市优秀药师，浙江医药高等专科学校优秀指导教师，宁波市药品不良反应监测工作先进个人，余姚市"十佳"卫生工作者，余姚市卫生健康局优秀工作者，余姚市卫生健康局优秀管理工作者。

序言

　　在医学不断发展与演进的当下，中药以其源远流长的历史、深厚的理论基础和显著的临床疗效，始终在保障人类健康的道路上发挥着重要作用。本书恰如一座灯塔，为探索中药合理应用之路的人们点亮了前行的方向。

　　本书通过对中药不良反应的分析和对中药炮制品种的严谨考查，为中医师在临床实践中提供了宝贵的参考。它不仅能指导中医师在临床上合理使用中药，还能通过案例和数据，强化其对中药安全使用的认识，为提高中药使用的安全性和有效性提供坚实的理论支撑。

　　作为中药专业的工作者，能为本书作序，我深感荣幸。本书编写团队凭借着扎实的专业知识和丰富的实践经验，对中药合理使用的相关问题进行了深入细致的研究和梳理，他们努力探索和创新，力求将传统中医药的精髓与现代医学的最新进展相结合。书中不仅系统地介绍了中药的功效主治、炮制特点、配伍规律等基础知识，还结合现代临床实际，详细阐述了中药在不同疾病治疗中的应用原则、剂量把握、用药禁忌等关键内容。同时，针对中药使用过程中可能出现的安全问题，本书也进行了全面的分析和总结，指导读者如何避免药物产生不良反应，以保障患者的健康安全，为中医药的发展贡献一份力量。

　　《中药合理使用指南》是一本兼具理论性与实用性的工具书。它既为广大中医药从业者提供了参考，有助于他们提升临床的用药合理性，也为普通民众了解中药、正确使用中药提供了帮助，对于普及中医药知识、传播中医药文化具有重要的意义。

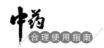

中医药的未来充满希望和挑战，让我们共同期待并见证它的辉煌。

郑敏霞

2023 年 12 月 6 日

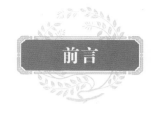

前言

　　安全、有效、经济、适当地使用药物，是世界卫生组织倡导的用药原则。近年来，中药临床使用的安全性引起社会广泛关注，《中药合理使用指南》应运而生。

　　在日常工作实践中，我们发现部分中药的不同炮制品在临床存在使用不合理的情况。如生牡蛎偏用于重镇安神、平肝潜阳与软坚散结，而煅牡蛎偏用于收敛固涩及制酸止痛，但部分中医师会错误地将煅牡蛎应用于重镇安神。究其原因，是目前的中医学相关专业没有安排中药炮制学这门课程。这导致部分中医师忽略了中药炮制知识，因此在临床使用时不能合理区分、选择中药炮制品，这不仅影响了药物的临床疗效，甚至有时还会造成严重后果。另外，我们也发现部分中医师缺乏中药不良反应的知识，如制首乌、首乌藤可能会导致肝功能损伤等严重后果。部分中医师因学习时未曾重视中药药理学这门课程，导致使用中药时易出现一些不良反应。

　　基于上述两方面的原因，本书在编写时着重选择了一些具有多种炮制品或可能产生不良反应的中药，以期为中医师合理使用中药提供依据，确保用药安全有效。

　　本书的编写团队成员来自中医科及中药房，有主任中医师、主任中药师等，理论知识与临床经验丰富，具有中医学及中药学两大专业交叉编写的优势，旨在为临床医师提供系统的中药合理使用指导。本书的出版将有助于临床医师更好地掌握临床安全用药的相关知识。

　　本书引用了大量中药不良反应的病案，均详列参考文献，在此向病案的原作者表示衷心感谢。本书引用病案的目的是举

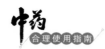

例说明不良反应的临床现象，不作为医疗纠纷判断的佐证与依据，对所用病案的分析和认识将随着科学的发展而得到不断深化和完善，目前并无定论。

　　本书的编写得到了徐锡山全国名老中医专家传承工作室负责人、第七批全国老中医药专家学术经验继承工作指导老师、主任中药师郑敏霞的关心与指导，书稿付梓之际，郑主任欣然作序，特此向郑敏霞主任表示崇高的敬意与诚挚的感谢。由于认识存在局限性，本书难免会有疏漏之处，欢迎广大读者提出宝贵意见。

《中药合理使用指南》编委会
2023 年 12 月

目录

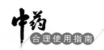

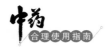

第一章

中药合理使用概念及相关因素

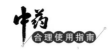

一、中药合理使用的概念

中药合理使用是以中医药理论为指导，在充分辨析疾病和掌握中药性能特点的基础上，安全、有效、经济、适当地使用中药。

二、影响中药合理使用的相关因素

中药合理使用涉及多个因素，主要包括医师、中药师、患者及药物等。

1. 医师因素：医师通过对患者"望、闻、问、切"四诊合参，进行辨证论治，并开具相应的处方。医师应具备一定的中药炮制学知识，熟知各种炮制品的功效，并能合理使用；医师应掌握一定的中药药理学知识，了解各种中药不良反应的知识，尤其是毒性中药的使用剂量，知晓正确的疗程；医师应准确使用各种辨证论治方法，如脏腑辨证、六经辨证、卫气营血辨证、三焦辨证等，并在此基础上使用相应的方剂，选择合适的方药，合理组方配伍，以增强临床疗效、降低药物的毒副作用，才能做到中药合理使用。

2. 中药师因素：中药师对医师所开具的中医处方有一个审方环节，即评估用药与适应证是否相符，是否有用药禁忌（主要包括配伍禁忌、证候禁忌、妊娠禁忌等）。

（1）配伍禁忌：指某些药物合用会产生剧烈的毒副作用或降低和破坏药效，因而应该避免配伍使用。中药"十八反"即乌头反贝母、瓜蒌、半夏、白及、白蔹，甘草反甘遂、大戟、海藻、芫花，藜芦反人参、丹参、玄参、沙参、细辛、芍药。中药"十九畏"即硫黄畏朴硝，水银畏砒霜，狼毒畏密陀僧，巴豆畏牵牛，丁香畏郁金，川乌、草乌畏犀角，牙硝畏三棱，官桂畏赤石脂，人参畏五灵脂。

（2）证候禁忌：由于药物的药性不同，其作用各有专长和一定的适应范围，因此临床用药也就有所禁忌，称证候禁忌。如桂枝辛、甘、温，归心、肺、膀胱经，具有发汗解肌、温通经脉、助阳化气的功效，用于风寒感冒、寒凝血滞诸痛证，以及痰饮、蓄水证、心悸。桂枝辛温助热，易伤阴动血，凡外感热病、阴虚火旺、血热妄行等证均当忌用，孕妇及月经过多者慎用。再如薄荷辛、凉，归肺、肝经，具有疏散风热、清利头目、利咽透疹、疏肝行气的功效，常用于风热感冒，温病初起；风热头痛，目赤多泪，咽喉痛，麻疹不透，风疹瘙痒；肝郁气滞，胸闷胁痛。由于薄荷芳香辛散、发汗耗气，故体虚多汗者不宜使用。

（3）妊娠禁忌：一般可分为慎用与禁用两大类。慎用的药物包括通经祛瘀、行气破滞及辛热滑利之品，如桃仁、红花、牛膝、大黄、枳实、附子、肉桂、干姜、木通、冬葵子、瞿麦；禁用的药物包括毒性较强或药性猛烈之品，如巴豆、牵牛、大戟、商陆、麝香、三棱、莪术、水蛭、斑蝥、雄黄、砒霜等。

中药师在审方时，如发现上述配伍禁忌、证候禁忌、妊娠禁忌，应及时提醒临床医师，让其采取相应的措施，确保用药合理、安全。

另外，中药师在审方时也须关注临床医师使用的中药剂量及用法是否合理，尤其是一些毒性中药的用法用量，如制川乌煎服时，一般是 1.5 ~ 3 g，宜先煎、久煎。制川乌使用不当可引起中毒，其症状为口舌、四肢及全身麻木，流涎，恶心，呕吐等，严重者可死于循环衰竭、呼吸衰竭及心律失常。当处方医师超剂量或用法未写先煎、久煎时，中药师应及时提醒，使用药合理、安全。

3. 患者因素：患者制作汤剂时煎具、用水、火候、煮法的正确与否都会对中药合理使用有很大的影响。

（1）先煎：对于一些有效成分难溶于水的矿物、介壳、金石类中药，如生龙骨、生牡蛎、磁石、石决明、龟甲、鳖甲等，应打碎先煎，煮沸半小时左右，去渣、过滤、取汁，再与其他中药一起煎，以便有效成分能充分煎煮出来。另外对于毒副作用较强的中药，如川乌、附子等，宜先煎 1 小时左右，这样可降低毒性，从而合理用药。

（2）后下：一些气味芳香的中药，如薄荷、砂仁、青蒿等，久煎会导致有效成分挥发而降低疗效，应在其他中药快要煎好时放入再煎 5 ~ 10 分钟较合适。另有些中药，如钩藤、大黄、番泻叶，久煎会破坏其有效成分，一般也应后下。

（3）包煎：一些黏性强、粉末状及药材表面带有绒毛的中药，如旋覆花、车前子、蒲黄、滑石、蛤粉、灶心土等，宜先用纱布袋装好，再与其他药物同煎。

（4）另煎：某些贵重中药，如冬虫夏草、西洋参等，为使其有效成分充分煎出及减少有效成分被其他药渣吸附，宜单独另煎。

（5）溶化：某些胶类中药及黏性大而易溶的中药，如阿胶、鹿角胶、蜂蜜、饴糖等，可单用水或黄酒将此类中药加热溶化后，再用煎好的药液冲服，也可将此类中药放入其他煎好的药液中加热烊化后服用。

（6）泡服：有效成分易溶于水或久煎容易破坏药效的中药，如藏红花、番泻叶、胖大海等，应用少量开水加盖闷润，减少挥发，半小时后去渣服用。

（7）冲服：某些成分难溶于水且易被破坏的贵重中药，如珍珠、全蝎、三七、白及等，为能被人体更好地吸收利用，常研成细末，用温开水服用。

（8）煎汤代水：某些体积大、吸水量大的中药，如玉米须、丝瓜络等，往往煎汤代水服用。

4. 药物因素介绍如下。

（1）中药基原（原植物、动物和矿物）：有不少本草书指出了历史上中药品种混乱的情况。例如，目前全国使用的贯众、独活、厚朴等中药，就来源于20多个不同种属的植物；再如，虽然都是中药大青叶，但各地使用的药材又有所不同，药用部分也有用叶及带叶茎枝的不同。由于品种不同，其化学成分的含量和药理作用均有差异。

（2）产地：药材的产地与药物的质量和疗效有着直接关系，为历代医家所重视，自古即有"道地药材"的概念。各地区的土壤、水质、雨量等自然条件都能影响其药理作用。

（3）采收季节：中药有效成分的含量因不同生长季节而异，如人参中人参皂苷的含量在8月后最高，麻黄中生物碱的含量在秋季最高，槐花中芦丁的含量在花蕾时最高，青蒿中青蒿素的含量以7月中至8月中花蕾出现前为高峰，薄荷中挥发油的含量在部分植株开始有花蕾时最高。

（4）药用部位：不同的药用部位所含化学成分的质和量都有所不同，所以其药理作用也不同。麻黄生物碱的含量在不同部位有所不同，其中麻黄茎髓中的含量最高、麻黄节中的含量相对较少，而根部则不含生物碱。

（5）贮藏条件：贮藏不当，药材霉烂变质、走油、虫蛀，会直接影响药理作用和医疗质量，所以要选择适宜的贮藏场地，加强仓库管理工作，注意特殊药材的保管（如贵重药材、芳香性及胶类药材等），还要定期检查，防治虫害。贮藏不当也可使含挥发油的药材氧化、分解，如樟脑、冰片、麝香等，而使药效降低。有的成分会因存放时间长而被酶分解。

（6）炮制：炮制前后，药材的成分会有所变化，药理作用和临床疗效可因此不同。中药炮制从以下方面影响药理作用。

1）减毒，去毒。如生半夏对胃黏膜有强大的刺激作用，故可致呕吐；制半夏却有镇吐作用。乌头中含乌头碱，对心脏有毒性作用，可致心肌纤维性颤动；浸漂、煎煮使乌头碱被分解破坏，故毒性降低，且乌头中的强心成分消旋去甲乌药碱耐热，故仍可保留其强心成分。

2）增效。如杜仲含大量胶质，生杜仲煎出的有效成分甚少；炮制后则胶质破坏，故炒杜仲降低血压的作用较生者强。延胡索的有效成分为生物碱，水煎液溶出量甚少；醋炒后煎剂中溶出的总生物碱含量增加，故镇痛作用加强。

3）改变性能。如生地黄为甘寒之品，长于清热凉血，主治血热诸证；经蒸制成熟地黄后，其药性转温成为补血益精药，主治血虚精亏证。

三、服药法

汤剂一般每日1剂，煎2次分服。补益药多滋腻碍胃，宜空腹服用；驱虫药及峻下逐水药空腹服用有利于药物迅速进入肠道，发挥其作用；攻下药宜饭前服用；对胃肠有刺激性的中药及消食药宜饭后服用；安神药宜睡前服用。

第二章

解表药

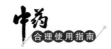

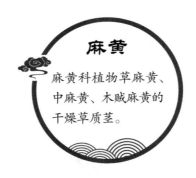

麻黄

麻黄科植物草麻黄、中麻黄、木贼麻黄的干燥草质茎。

一、临床及配伍应用

1. 用于风寒感冒者。治疗风寒表实证，常与桂枝相须为用，如麻黄汤。

2. 用于咳嗽气喘者。麻黄是治疗肺气壅遏所致喘咳胸闷的要药，治疗风寒外束的喘咳实证，常配伍杏仁、甘草，如三拗汤；治疗寒痰停饮、咳嗽气喘者，配伍细辛、干姜、半夏，如小青龙汤；治疗肺热壅盛、高热喘急者，配伍石膏、杏仁、甘草，如麻杏石甘汤。

3. 用于风邪袭表、肺失宣降的水肿、小便不利兼有表证者，每与甘草同用，如甘草麻黄汤。

二、炮制品的合理使用

1. 生麻黄：发汗解表和利水消肿力强。多用于风寒表实证、风水水肿、风湿痹痛等，如用于外感风寒、表实无汗的麻黄汤（《伤寒论》）。麻黄发汗作用的主要有效部位是挥发油和醇提部位[1]，生麻黄挥发油的含量高于蜜麻黄挥发油的含量。

2. 蜜麻黄：性温偏润，辛散发汗作用缓和，以宣肺平喘力胜。多用于表证已解的气喘咳嗽，如治疗咳嗽痰喘、胸满气促的止咳化痰丸［《中国药物大全（中药卷）》］。麻黄蜜炙后，具有平喘作用的 α-萜品烯醇、2，3，5，6-四甲基吡嗪、石竹烯及具有镇咳祛痰、抗菌、抗病毒作用的柠檬烯、芳樟醇含量增高[2]。

三、用法用量

1.《中华人民共和国药典》简称《中国药典》，规定麻黄用量为 2～10 g。

2. 在张仲景经方中，麻黄的用量很大，主要用麻黄发汗散寒，麻黄的日用量为 3 两，合今约 41.4 g，分 3 次服用，单次服用量约为 13.8 g。因为用量很大，张仲景在使用时有几个原则：①先煎，去上沫：先煎、久煎能缓和麻黄的药性；②不啜热粥：啜粥能加强麻黄的发汗力量；③汗出热退，即停止服用[3]。

3. 在现代中医临床上，麻黄的平均用量不大，一般不超过 10 g。但是也有一些医师在使用麻黄时，其日用量可以在 20 g 左右，如邹世光以麻黄汤为基础加减治疗阳痿 1 例[4]，使用麻黄 15 g。

四、不良反应

麻黄的不良反应主要包括：出现中枢神经和交感神经兴奋症状，如烦躁不安、神经过敏、耳鸣、失眠、恶心、呕吐、颜面潮红、上腹部不适、食欲不振、口渴、出汗、血压升高、头痛、头晕、心慌、血糖升高、心前区疼痛、心动过速，严重者排尿困难、心动过缓、心律失常，最后可因心力衰竭、心室颤动及呼吸衰竭而死亡，麻黄中毒的潜伏期一般为 0.5～2 小时[5]。

麻黄的不良反应机制：麻黄中含有麻黄碱、伪麻黄碱。其主要作用是抑制单胺氧化酶的活性，使肾上腺素和肾上腺素能神经的化学递质破坏减慢，能兴奋大脑皮质和皮质下各中枢，如呼吸中枢、血管运动中枢，使血压升高，支气管平滑肌发生良好而持久的弛缓，作用于心脏可增加心肌收缩力，提高应激性，加快传导，从而增加心率，增加心排血量，用量大可引起心脏抑制。

五、使用注意

麻黄发散力强，表虚自汗、阴虚盗汗、虚喘者慎用。

六、与西药联用禁忌

麻黄的主要成分为麻黄碱，具有兴奋心肌受体、加强心肌收缩

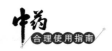

力的作用，与洋地黄、地高辛等强心药合用时，可使强心药的作用增强，毒性增加，易导致心律失常及心力衰竭等毒性反应[6]。麻黄及其制剂与镇静催眠药（如氯丙嗪、苯巴比妥等）合用时，前者的中枢兴奋作用能拮抗后者的中枢抑制作用，使两者的疗效均降低[7]。

参考文献

[1] 钟凌云，祝婧，龚千锋，等.炮制对麻黄发汗、平喘药效影响研究 [J].中药药理与临床，2008，24(6)：53-56.

[2] 钟凌云.中药炮制学 [M].5 版.北京：中国中医药出版社，2021.

[3] 傅延龄，张林.历代麻黄临床用量评述 [J].世界中医药，2014，(1)：3-7.

[4] 邹世光，王爱民，张琴.麻黄汤临床应用举隅 [J].湖北中医杂志，2004，26(1)：41.

[5] 王芝春，李逢菊，杨静.浅谈麻黄的不良反应 [J].科技信息，2010，(13)：407-408.

[6] 杜进香，刘秀华.麻黄制剂与某些西药的不合理联用 [J].山东中医杂志，1995，14(10)：465-466.

[7] 邹剑成，蓝金全.中西药不合理联用的探讨 [J].中国药房，2007，18(36)：2873-2875.

桂枝

樟科植物肉桂的干燥嫩枝。

一、临床及配伍应用

1. 用于中气虚弱之脘腹疼痛者，常用桂枝配白芍。

2. 用于肢节疼痛、血寒闭经诸症，常用桂枝配牛膝。

3. 用于水饮为患的各种疾病，常用桂枝配茯苓。

4. 用于心阳不振、瘀血痹阻之胸痛、心悸等，常用桂枝配丹参。

5. 用于着痹、水肿、脚气，常用桂枝配防己。

6. 用于风寒表证未解、里热已盛之表寒里热之证，常用桂枝配石膏。

7. 用于风寒表证未解、半里邪热已见之太阳、少阳合病者，常用桂枝配柴胡。

8. 用于风寒湿痹或胸痹属胸阳闭阻、脉络不通者，痛经、闭经属寒凝经脉者，常用桂枝配川芎。

9. 用于血虚寒凝之证，常用桂枝配当归。

10. 用于风湿痹证，气滞血瘀之痛经、闭经、产后腹痛，跌打损伤之瘀阻肿痛，常用桂枝配姜黄。

11. 用于寒湿痹痛不能转侧而见阳虚之证者，阳虚气化不利而致水肿者，常用桂枝配附子[1]。

二、炮制品的合理使用

1. 生桂枝：温性较著，长于解肌发汗，温通经脉，温阳化水，常用于治疗：①风寒表证，桂枝发汗的作用明显弱于麻黄，且有调和营卫之功效，外感风寒之表实证或表虚证均可应用；②风寒湿痹证，

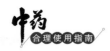

症见四肢关节疼痛、麻木、屈伸不利等；③痰饮证，症见咳喘、心悸、目眩、胸胁支满等。

2. 蜜桂枝：桂枝经蜜炙后可缓和辛温发散之性，长于温中止痛，常用于中阳不足所致的脘腹冷痛、喜温喜按者[1]。

3. 生桂枝、蜜桂枝的合理使用案例如下。

案例（一）

诊断：风寒表实证。

方药：麻黄汤。麻黄 6 g，（生）桂枝 10 g，苦杏仁 6 g，甘草 6 g。

分析：生桂枝辛散温通的作用较强，长于发汗解表，温经通阳。常用于风寒感冒、风寒湿痹、水肿、胸痹或心悸、脉结代、寒滞经闭、痛经、奔豚等。

案例（二）

诊断：虚寒证。

方药：当归建中汤。当归 12 g，蜜桂枝 9 g，炒白芍 18 g，生姜 6 g，甘草 6 g，大枣 10 g。

分析：该方可治疗产后虚羸不足，方中蜜桂枝辛通的作用减弱，长于温中补虚，散寒止痛。

三、用法用量

1.《中国药典》规定桂枝用量为 3 ~ 10 g。

2. 曾昭龙主编的《实用临床中药学（第 2 版）》中，桂枝用法为内服，用量一般为 9 ~ 15 g，大剂量可用至 30 g[1]。

四、不良反应

桂皮醛对小鼠的半数致死量：静脉注射为 132 mg/kg，口服为 225 mg/kg。桂枝对小鼠的毒性作用有明显的昼夜差异，白天的毒性和致死作用较夜间明显增强[2]。

五、使用注意

桂枝辛温助热，易伤阴动血，温热病及阴虚阳盛者忌用；血证应慎用。

六、与西药联用禁忌

桂枝与阿司匹林不宜联用，联用后会产生相反现象[3]。

参考文献

[1] 曾昭龙.实用临床中药学（第2版）[M].郑州：河南科学技术出版社，2020.

[2] 张俪骞.老中医配方大全：中国中草药实用指南[M].上海：上海科学普及出版社，2021.

[3] 严世芸.中国中医药学术年鉴[M].上海：上海中医药大学出版社，2003.

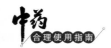

苍耳子

菊科植物苍耳的干燥
成熟带总苞的果实。

一、临床及配伍应用

1.用于外感风寒、恶寒发热、头身疼痛、鼻塞流涕者，可与防风、白芷、羌活等其他发散风寒药同用。

2.用于鼻渊、鼻衄及外感风寒者，常与辛夷、白芷等散风寒、通鼻窍药配伍，如苍耳子散。

二、炮制品的合理使用

1.生苍耳子：消风止痒力强，多用于皮肤痒疹、疥癣等皮肤病。

2.炒苍耳子：可降低毒性，偏于通鼻窍，祛风湿，止痛。常用于鼻渊头痛、风湿痹痛。苍耳子的主要毒性成分是毒蛋白和3种水溶性苷类成分（苍术苷、羧基苍术苷、4'-去磺基苍术苷）。苍耳子经炒制后毒蛋白变性，凝固在细胞中不能溶出，且3种水溶性苷类成分含量降低，从而降低毒性[1]。

三、用法用量

苍耳子有毒，《中国药典》规定其用量为 3 ~ 10 g。

四、不良反应

苍耳子有一定毒性。中毒的主要表现为肾脏损害，可引起氮质血症，使肝脏充血、脂肪变性，肝功能急剧损害，继发脑水肿，引起强直性痉挛，最后导致死亡。早期症状为头晕头痛，全身不适，恶心，呕吐咖啡色物，轻度腹胀，伴腹泻或便秘；重者出现烦躁、躁动，或倦怠萎靡，嗜睡，口渴，尿少，昏迷，全身强直性痉挛，黄疸，肝脾大、肝功能障碍，尿中出现蛋白、红细胞、蛋白管型，甚至因呼吸、循环、肾衰竭而死亡。苍耳子中毒的主要原因是用量过大（一次超过 30 g 或 10 枚）和炮制不当[2]。

五、使用注意

1. 严格炮制：苍耳子炒制后可减毒增效。炒苍耳子毒性成分植物蛋白的含量较生苍耳子低[3]。

2. 药用禁忌：由于苍耳子具有肝肾毒性，故肝肾功能不全者慎用。

3. 严控量程：临床应用中，苍耳子超过《中国药典》规定剂量 10 g 时，易发生急性中毒反应，长时间应用也容易发生蓄积性中毒，所以必须严格控制"量程"来降低不良反应率。在临床应用方面，应辨病施量，如治疗慢性鼻炎、鼻窦炎时用量宜小，3 ~ 10 g 即可。临床应用遵循"中病即止"的原则，不宜长期续服。

参考文献

[1] 钟凌云.中药炮制学（新世纪第五版）[M].北京：中国中医药出版社，2021.

[2] 钟赣生.中药学（第3版）[M].北京：中国中医药出版社，2012.

[3] 武子敬，徐佳新，李明达，等.苍耳子炮制前后植物蛋白含量的比较研究[J].通化师范学院学报，2019，40(5):19-21.

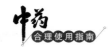

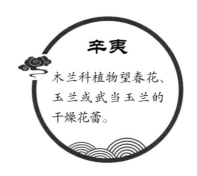

辛夷

木兰科植物望春花、玉兰或武当玉兰的干燥花蕾。

一、临床及配伍应用

1. 用于风寒头痛。常配伍川芎、防风、白芷等发散风寒药。

2. 用于鼻渊头痛。辛夷为治疗鼻渊头痛之要药。风寒者，常配伍白芷、细辛、苍耳子、防风；风热者，常配伍菊花、连翘、黄芩、薄荷；若肺热郁结发为鼻疮者，可配伍黄连、连翘、野菊花。

二、用法用量

《中国药典》规定辛夷用量为 3 ~ 10 g，包煎。外用适量。

三、不良反应

现代研究表明辛夷所含挥发油为主要药效成分之一[1]。李寅超通过动物实验观察了辛夷挥发油单次灌胃给予小鼠的急性毒性反应和死亡情况，结果显示辛夷挥发油具有一定的毒性，在辛夷挥发油灌胃给药达到 5.84 mL/kg 及以上时，其毒性可使实验小鼠精神萎靡、食欲下降、步态不灵活、自发活动减少，死亡一般发生在用药后 12 ~ 24 小时。这表明辛夷挥发油可能存在着低毒作用[2]。

四、使用注意

1. 阴虚火旺者忌服。

2.《神农本草经疏》："凡气虚人忌，头脑痛属血虚火炽者忌，齿痛属胃火者忌。"

3.《本草汇言》："气虚之人，虽偶感风寒，致诸窍不通者，不宜用。"

参考文献

[1] 李寅超，赵宜红，薛敬礼，等.辛夷挥发油对哮喘豚鼠嗜酸性粒细胞影响的实验研究 [J].现代预防医学，2006，33(8)：1338-1341.

[2] 李寅超.辛夷挥发油半数致死量 (LD_{50}) 的测定 [C]// 第九届中南地区实验动物科技交流会.第九届中南地区实验动物科技交流会论文集.南宁：中国实验动物学会，2009：829-831.

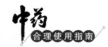

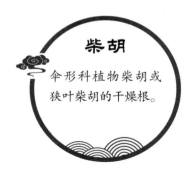

柴胡

伞形科植物柴胡或
狭叶柴胡的干燥根。

一、临床及配伍应用

1. 用于风热感冒，治疗发热、头痛等症，常配伍菊花、薄荷等发散风热药；用于风寒感冒，治疗恶寒发热、头身疼痛，常配伍防风、生姜等发散风寒药；治疗少阳证，常与黄芩同用，清半表半里之热，和解少阳，如小柴胡汤（《伤寒论》）。

2. 用于治疗肝失疏泄、气机郁阻所致的胸胁或少腹胀痛、情志抑郁、妇女月经失调、痛经等症，常与香附、川芎等配伍使用，如柴胡疏肝散（《景岳全书》）。

3. 用于治疗中气不足、气虚下陷所致的脘腹重坠作胀、子宫脱垂等脏器脱垂，常与人参、黄芪、升麻等配伍使用，补气升阳，如补中益气汤（《脾胃论》）。

二、炮制品的合理使用

1. 生柴胡：升散作用较强。多用于解表退热，如治疗寒热往来的小柴胡汤。挥发油是柴胡退热的主要成分之一[1、4]，生柴胡的挥发油含量大于醋柴胡[2]。

2. 醋柴胡：缓和升散之性，疏肝止痛的作用增强。多用于治疗肝郁气滞所致的胁肋胀痛、腹痛及月经不调等症，如治疗肝气郁结的柴胡疏肝散（《景岳全书》）。醋炙柴胡能明显增强大鼠胆汁的分泌，醋拌柴胡也显泌胆趋向，证明柴胡经醋炙后可增强其疏肝利胆作用。醋炙柴胡和醋拌柴胡能显著降低中毒小鼠的血清谷丙转氨酶，各给药组均有轻度减轻肝损伤的保护作用[3]。

3.鳖血柴胡：能填阴滋血，增强清肝退热的作用。用于热入血室，骨蒸劳热。鳖血柴胡炮制后松脂素、山柰酚素、鸟嘌呤核苷、淫羊藿次苷 F2、柴胡皂苷 BK1、柴胡皂苷 D、异土木香内酯等 37 种成分发生了明显改变。其变化与"肝阴虚"相关证候有明显的关联性，提示基于"柴胡劫肝阴"的鳖血柴胡炮制理论具有一定的科学性[4]。

4.生柴胡、醋柴胡的合理使用案例如下。

案例（一）

诊断：少阳证。

方药：小柴胡汤。生柴胡 15 g，黄芩 15 g，姜半夏 9 g，生姜 6 g，甘草 6 g，党参 15 g，大枣 10 g。

分析：小柴胡汤可治疗寒热往来，其中生柴胡的升散作用较强，多用于解表退热。

案例（二）

诊断：肝郁气滞证。

方药：柴胡疏肝散。醋柴胡 10 g，炒白芍 15 g，炒枳壳 10 g，甘草 6 g，醋香附 10 g，川芎 6 g，陈皮 6 g。

分析：此方可治疗肝气郁结，其中醋柴胡能缓和升散之性，增强疏肝止痛的作用。适用于肝郁气滞所致的胁肋胀痛、腹痛及月经不调等症。

三、用法用量

1.《中国药典》规定柴胡用量为 3 ～ 10 g。

2.经验用法与用量：

（1）小剂量：用量多为 2 ～ 6 g[5]。主要功效：一是作为引经药，如"普济消毒饮"中与升麻配伍，疏散风热，引诸药入少阳经、阳明经，上达头目；二是升举清阳，升提下陷，助脾运化，提升中气，多与升麻同用，后世"升陷汤"等亦采用此配伍。

（2）中剂量：用量多为 6 ～ 15 g。主要功效：为疏肝行气、调畅气机。与白芍、枳壳、陈皮等配伍组成柴胡疏肝散，用于治疗胁肋胀

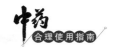

痛、胸闷、善太息、情志抑郁等肝气郁滞证。

（3）大剂量：用量多为 20 g 以上[5]（小柴胡汤中用量为 24 g）。主要功效：和解少阳、疏散半表半里之邪，从而达到解肌退热的目的。

四、不良反应

柴胡毒性较小。服用较大剂量后可出现嗜睡、工作效率降低，甚至深睡等现象，部分患者还会出现腹胀、食欲减退等[2]。

五、使用注意

肝阳上亢、肝风内动、阴虚火旺及气机上逆者忌用或慎用。

参考文献

[1] 侯家玉，方泰惠.中药药理学[M].北京：中国中医药出版社，2007.

[2] 李晓东.柴胡炮制前后有效成分的比较分析[J].中成药，2000，22(7)：483-485.

[3] 钟凌云.中药炮制学（新世纪第五版）[M].北京：中国中医药出版社，2021.

[4] 宁艳梅，任远，徐倩娟，等.基于 UHPLC-Q-TOF-MS 和生物信息分析探讨鳖血柴胡炮制理论的科学内涵[J].中国现代应用药学，2023，40(7)：917-927.

[5] 陈爽，李岩，程素利，等.不同柴胡剂量在方剂中作用规律初探[J].四川中医，2014，32(1)：46-47.

细辛

马兜铃科植物北细辛、汉城细辛或华细辛的干燥根和根茎。

一、临床及配伍应用

1.用于外感风寒、头身疼痛较甚者，常与羌活、防风、白芷等祛风止痛药同用，如九味羌活汤（《此事难知》）；又长于治疗风寒感冒而见鼻塞流涕者，常配伍白芷、苍耳子等。

2.用于少阴头痛、足寒气逆、脉象沉细者，常配伍独活、川芎等，如独活细辛汤（《症因脉治》）。

3.用于治疗外感风寒、水饮内停之恶寒发热、无汗、喘咳、痰多清稀者，常与麻黄、桂枝、干姜等同用，如小青龙汤（《伤寒论》）。

二、用法用量

《中国药典》规定细辛煎服用量 1～3 g，散剂每次 0.5～1 g，外用适量。

最早论述细辛限量及毒性者，为宋代陈承《本草别说》。书云："细辛若单用末，不可过半钱匕，多即气闷塞不通者死"。明代李时珍在《本草纲目》细辛条下转载陈氏之说，并把细辛的限量由"半钱匕（约 1 g）"提高到"不可过一钱（约 3 g）"，从此"细辛不过钱"一说开始流传。

现代临床上，细辛的常用剂量是 3～10 g。湖南中医药大学第一附属医院对历代成方制剂及现代临床处方中细辛的剂量进行了调查分析，结果表明[1]，古代、近代、现代临床处方中细辛的剂量是现行《中国药典》上限（3 g）的 6～14 倍，临床汤剂中细辛剂量超过《中国药典》规定剂量的占 52.5%。周祯祥[2]等对 1998—2008 年

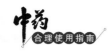

细辛在汤剂中的使用情况进行了统计分析，结果显示，细辛临床使用剂量与《中国药典》规定剂量的完全符合率仅为 37.84%，不符合率高达 62.16%。

三、不良反应

大剂量细辛挥发油可使中枢神经系统先兴奋后抑制，使随意运动和呼吸减慢，反射消失，最后因呼吸麻痹而死亡[3]。另外，细辛对于心肌有直接抑制作用，过量使用可引起心律失常。中毒时主要表现为头痛、呕吐、烦躁、出汗、颈项强直、口渴、体温及血压升高、瞳孔轻度散大、面色潮红等，如不及时治疗，可迅速转入痉挛状态，出现牙关紧闭、角弓反张、意识不清、四肢抽搐、尿闭，最后死于呼吸麻痹。细辛中毒的主要原因：一是直接吞服单方的散剂用量过大；二是较大剂量入汤剂煎煮时间过短。临床使用时必须严格按照规定的用法用量，确保用药安全。

四、使用注意

细辛辛散温燥，气虚多汗、血虚内热、阴虚阳亢头痛、阴虚燥咳、肺热咳喘、干咳无痰者忌用。

五、配伍禁忌

1. 中药：细辛反藜芦，忌与藜芦同用。
2. 西药：不宜与普萘洛尔同用，避免细辛减效；不宜与巴比妥类、水合氯醛合用，以防引起毒性反应。

参考文献

[1] 张志国，谈发金，曹臣，等. 历代成方制剂及现代临床处方中细辛用量的调查与分析 [J]. 中国实验方剂学杂志，2003，9(6)：55-57.

[2] 周祯祥. 细辛古今研究与临床应用 [M]. 北京：人民卫生出版社，2011.

[3] 钟赣生. 中药学（第 3 版）[M]. 北京：中国中医药出版社，2012.

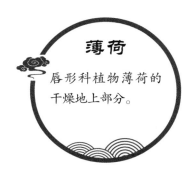

薄荷

唇形科植物薄荷的
干燥地上部分。

一、临床及配伍应用

1.用于风热感冒，温病初起。薄荷为疏散风热常用之品，常配伍金银花、连翘、牛蒡子、荆芥，如银翘散。

2.用于头痛目赤、咽喉肿痛，善疏散上焦风热。治疗头痛目赤，常配伍桑叶、菊花、蔓荆子；治疗咽喉肿痛，常配伍桔梗、甘草、僵蚕、荆芥、防风。

3.用于麻疹不透、风疹瘙痒。治疗风热束表，麻疹不透，常配伍蝉蜕、荆芥、牛蒡子、紫草，如透疹汤；治疗风疹瘙痒，常配伍苦参、白鲜皮、防风。

4.用于肝郁气滞，胸闷胁痛。治疗月经不调，常配伍柴胡、白芍、当归等疏肝理气调经之品，如逍遥散。

二、用法用量

1.《中国药典》规定薄荷用量为 3～6 g，后下。

2. 全小林常用薄荷配伍生麻黄、黑顺片（先煎 2 小时）以温阳解表，宣通鼻窍，治疗肾阳亏虚、外感风寒型鼻鼽，其中薄荷用量为 6 g[1]；李娜治疗脾胃虚寒、寒湿阻络型湿疮，常用薄荷配伍白术、半夏健脾利湿，扶阳解表，其中薄荷辛凉解表，用量为 20 g[2]；张丽辉治疗肝郁气滞、血瘀生风型糖尿病皮肤瘙痒症，常用薄荷配伍柴胡、当归疏肝解郁，活血化瘀，其中薄荷疏肝行气，用量为 6 g[3]。

3. 李赛美治疗湿热交结型头胸汗出，常用薄荷配伍茯苓、栀子、柴胡清热祛湿，疏肝利胆，其中薄荷疏肝行气，用量为 6 g[4]。

4. 毛小芸临床应用薄荷解表时，用量为 9 g；用其引药入经，取疏肝解郁、轻清疏利之功效时，用量为 3 ~ 6 g[5]。

5. 宋宁等通过总结经典名方、名老中医、中华中医药学会方药量效研究分会专家及现代医家临床应用薄荷及其用量经验，得出结论，薄荷具有多种功效，可疏风利咽，与生地黄、麦冬、蒲公英、连翘配伍，用于治疗喉痹和急性扁桃体炎，用量为 5 g；可清热透疹，常与牡丹皮、栀子、柴胡同用，治疗慢性湿疹和慢性荨麻疹等皮肤病，用量为 6 g；可辛凉解表，常与白术、半夏、茯苓配伍，治疗脾胃虚寒、寒湿阻络型湿疮，此时用量为 20 g[6]。

三、不良反应

薄荷的不良反应多由其主要成分薄荷油而引起。这些不良反应主要影响中枢神经系统和消化系统。此外，还有报道称薄荷油可能导致过敏性肺泡炎[7]，而薄荷油则可能引发迟发型药物过敏[8]。另外，有一个案例显示，一位哺乳期妇女因大剂量服用薄荷药膳而诱发癫痫，导致其母乳喂养的婴儿抽搐，最终不幸死亡[9]。值得注意的是，过量服用薄荷油首先会出现胃肠不适，随后 1 ~ 2 小时出现中枢神经系统症状，甚至有致死的案例[10]。现代药理作用与毒性研究显示，大剂量的挥发油可导致中枢神经系统反应（引起精神错乱的物质均是药物中的薄荷油）、急性肝毒性[11]、遗传毒性（导致大鼠肝细胞DNA 基因突变）、生殖发育毒性[12]。

四、使用注意

1. 本品芳香辛散，发汗耗气，故久病体虚多汗、气血不足、头晕目眩、肺虚燥咳、阴虚发热者慎用。

2. 孕妇及小儿慎用。

3. 薄荷有抑制乳汁分泌的作用，哺乳期妇女慎用。

参考文献

[1] 刘华珍，仝小林. 仝小林辨治外感病验案 3 则 [J]. 中国中医药现代远程教育，2012，10(17)：143-144.

[2] 李娜，杨映映，黄飞剑，等 . 运用脏腑风湿理论探讨寒湿型慢性湿疹的治疗 [J]. 北京中医药，2018，37(9)：864-868.

[3] 张丽辉，鲍国红，苏致国 . 糖尿病皮肤瘙痒症从肝论治 [J]. 光明中医，2013，28(9)：1772-1774.

[4] 李赛美 . 验案 4 则 [J]. 新中医，2002，34(2)：63-64.

[5] 毛小芸，杨瑛，刘仕木，等 . 薄荷用量浅见 [J]. 时珍国医国药，2000，11(6)：529.

[6] 宋宁，王青，白雅黎，等 . 薄荷的临床应用及其用量探究 [J]. 吉林中医药，2020，40(9)：1225-1227.

[7] 倪建国，赵凯国 . 薄荷所致过敏性肺泡炎二例 [J]. 临床内科杂志，1998，(4)：226.

[8] 胡祥珍，赵燕瑜 . 薄荷油引起迟发型药物过敏 1 例 [J]. 药物流行病学杂志，1994，(2)：97.

[9] 黄碧华 . 大剂量服用干薄荷诱发癫痫大发作 3 例报告 [J]. 临床神经电生理学杂志，2005，(3)：187-189.

[10] 杨倩，孙蓉 . 与功效和物质基础相关的薄荷毒性研究进展 [J]. 中国药物警戒，2009，6(7)：430-433.

[11] 刘红杰，金若敏，齐双岩，等 . 薄荷油致大鼠肝毒性机制研究 [J]. 毒理学杂志，2007，(4)：329.

[12] 高燕菁 . 薄荷也会有毒性吗？ [J]. 家庭中医药，2017，24(9)：58-59.

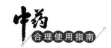

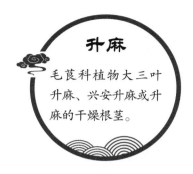

升麻

毛茛科植物大三叶升麻、兴安升麻或升麻的干燥根茎。

一、临床及配伍应用

1. 用于风热头痛。治疗风热上攻所致的阳明头痛，可配伍石膏、黄芩、白芷；治疗外感风热夹湿之头面巅顶痛甚的雷头风证，可配伍苍术、薄荷、荆芥，如清震汤。

2. 用于麻疹不透。常配伍葛根、白芍、甘草，如升麻葛根汤。

3. 用于齿痛口疮、咽喉肿痛。可治疗多种热毒证，尤善清解阳明热毒。治疗胃火上攻所致的头痛、齿痛口疮，配伍石膏、黄连、牡丹皮，如清胃散；治疗咽喉肿痛、痄腮丹毒，常配伍黄芩、黄连、玄参，如普济消毒饮；治疗外感疫疠、阳毒发斑、咽痛目赤，可配伍鳖甲、当归，如升麻鳖甲汤。

4. 用于气虚下陷所致的久泻脱肛、崩漏下血。升麻为升阳举陷之要药。治疗久泻脱肛、子宫下垂，常配伍人参、黄芪、柴胡，如补中益气汤；治疗胸中大气下陷，气短不足以息，常配伍柴胡、黄芪、桔梗，如升陷汤；治疗气虚崩漏下血，配伍人参、黄芪、白术，如举元煎。

二、炮制品的合理使用

1. 生升麻：长于发表透疹解毒。用于外感风热头痛、麻疹不透、热毒发斑、齿痛口疮，如治疗麻疹初起，或发而不畅的升麻葛根汤（《阎氏小儿方论》），以及治疗胃火牙痛的清胃散（《兰室秘藏》）。

2. 蜜升麻：长于升阳举陷固脱。用于中气虚弱的乏力、倦怠，以及气虚下陷的久泻脱肛、子宫下垂，或气虚不能摄血的崩漏，如治疗气虚下陷的举元煎（《景岳全书》）。

三、用法用量

1.《中国药典》规定升麻用量为 3 ～ 10 g。

2. 经验用法与用量：

（1）小剂量（2 g）：用于升阳举陷，如元代《兰室秘藏》黄芪补胃汤中升麻用量为六分（2.28 g）[1]；清代《傅青主女科》升举大补汤中升麻用量为四分（1.48 g）[2]。临床研究显示，治疗气虚证时升麻用量以 2 g 为宜，与金元时期用量基本相符[3]；吴炳章[4]曾用补中益气汤治疗月经先期患者，升麻用量为 12 g 时无效，减至 4.5 g 时诸症大减，由此可见，升麻需量小才可起升阳之效。因此，升麻用量宜取 2 g 左右以起升阳之效。

（2）中剂量（5 ～ 15 g）：用于发表透疹，如升麻葛根汤[5]。

（3）大剂量（15 ～ 30 g）：用于清热解毒。临床研究报道，吴炳章[4]运用清胃散治疗胃火牙痛常重用升麻（15 ～ 30 g），取效甚捷；谢存柱[6]自拟方治疗牙痛 140 例，方中升麻用量为 15 g，治疗总有效率达 98%。研究显示，升麻发挥清热解毒功效时，用量相对较大，15 g 以上的使用率达 77.22%[7]。故可推断，升麻用于清热解毒时剂量宜为 15 ～ 30 g。

四、不良反应

用量过大可引起呕吐、胃肠炎、头晕、头痛、震颤、四肢强直性收缩，甚者可发生心脏抑制、血压下降、呼吸困难、谵妄，甚至可因呼吸麻痹而死亡。本品外用，升麻碱能使皮肤充血，甚至形成溃疡。

五、使用注意

麻疹已透、阴虚火旺、肝阳上亢、上盛下虚者均忌用。

参考文献

[1] 李杲. 兰室秘藏[M]. 北京：中国中医药出版社，2007.

[2] 傅山. 傅青主女科 [M]. 沈阳：辽宁科学技术出版社，1997.

[3] 国明俊，刘金娥. 升麻使用剂量的体会 [J]. 中医杂志，2008，49(12)：1102.

[4] 吴炳章. 升麻剂量探微 [J]. 河南中医药学刊，1994，9(4)：34-36.

[5] 陈佳慧，任梓林，陈丹，等. 升麻历代临床用量沿革及量效关系分析 [J]. 中华中医药杂志，2023，38(9)：4441-4445.

[6] 谢存柱. 升麻解毒汤治疗牙痛 140 例 [J]. 云南中医杂志，1990，(5)：28.

[7] 占帝. 控制升麻在复方中功效发挥方向的多因素研究 [D]. 成都：成都中医药大学，2012.

葛根

豆科植物野葛的干燥根。

一、临床及配伍应用

1. 用于外感表证。治疗邪郁化热所致的发热重、恶寒轻、头痛鼻干，常配伍柴胡、黄芩、白芷，如柴葛解肌汤；治疗风寒表证所致的恶寒无汗、项背强痛，常配伍麻黄、桂枝、白芍，如葛根汤。

2. 用于麻疹不透。常配伍升麻、芍药、甘草，如升麻葛根汤。

3. 用于热病口渴、阴虚消渴。治疗热病津伤口渴，常配伍芦根、天花粉、知母；治疗内热消渴，常配伍乌梅、天花粉、麦冬、党参、黄芪，如玉泉丸。

4. 用于热泻热痢、脾虚泄泻。治疗热泻热痢，常配伍黄芩、黄连、甘草，如葛根芩连汤；治疗脾虚泄泻，常配伍人参、茯苓、甘草，如七味白术散。

二、炮制品的合理使用

1. 生葛根：长于解肌退热，生津止渴，透疹。用于外感表证及消渴证，如治疗发热口渴的柴葛解肌汤（《医学心悟》），治疗消渴证的玉泉丸（《万病回春》）。

2. 煨葛根：长于升阳止泻。用于湿热泻痢、脾虚泄泻，如治疗腹泻的七味白术散（《证治准绳》），治疗湿热泄泻的葛根芩连汤（《伤寒论》）。

3. 生葛根、煨葛根的合理使用案例如下。

案例（一）

诊断：外感风热证。

方药：柴葛解肌汤。柴胡15 g，生葛根20 g，黄芩10 g，赤芍10 g，甘草6 g，知母10 g，生地黄10 g，牡丹皮10 g，浙贝母10 g。

分析：生葛根偏于发表解肌，解热生津，透疹。适用于外感发热头痛、项背强痛和麻疹初期的发热畏寒、疹出不畅，以及热病口渴或消渴证，如治疗风寒感冒，郁而化热证的柴葛解肌汤。

案例（二）

诊断：湿热蕴结证。

方药：葛根芩连汤。煨葛根30 g，炒黄芩10 g，黄连5 g，炒甘草6 g。

分析：葛根炒后发散作用减轻，止泻功效增强，多用于湿热泻痢、脾虚泄泻。

三、用法用量

1.《中国药典》规定葛根用量为10 ～ 15 g。

2.张炳厚常用葛根配伍白芍、当归，治疗三叉神经痛；配伍当归、川芎、忍冬藤等，治疗类风湿关节炎，其葛根用量为15 ～ 20 g[1]。

3.全小林常重用葛根配伍川芎、松节、生麻黄、川桂枝等，治疗头痛、斜颈，葛根用量为60 g[2]；常用葛根配伍天花粉、苦参等，治疗消渴、下利；常用葛根配伍黄芩、黄连、炒白术等，治疗直肠炎，葛根用量为30 g[3]；常用葛根解肌升阳、柔筋舒经的功效，配伍桂枝、白芍等，治疗高血压，葛根用量为45 g[4]。

4.黄煌常用葛根散寒通脉的功效，配伍生麻黄、桂枝等，治疗痤疮；常用葛根舒筋活络的功效，配伍桂枝、茯苓等，治疗斜颈；另常用葛根解肌疏通经脉的功效，配伍桂枝、川芎等，治疗头痛，葛根用量为20 ～ 30 g[5]；常用葛根舒筋、生津止渴的功效，配伍黄连、黄芩等，解肌降糖，葛根用量为60 g[6]。

5.李赛美常用葛根生津止渴的功效，配伍黄芩、茯苓等，治疗糖尿病，葛根用量以30 g、45 g居多[7]；常用葛根升阳止泻的功效，配伍柴胡、黄芩等，治疗成年人斯蒂尔病，葛根用量为60 g[8]；常用葛根舒筋活络的功效，配伍柴胡、桂枝等，治疗痹症，葛根用量为

15 g；另常用葛根解肌清热的功效，配伍生地黄、牡丹皮等，治疗鼻衄，葛根用量为 30 g[9]。

6. 马融常用葛根配伍石菖蒲等，治疗癫痫；常用葛根配伍黄芩、黄连等，治疗小儿泄泻，葛根常用量为 15 g[10]。

四、不良反应

葛根作为药食同源的药材其安全性总体较高，但根据文献报道也存在肝毒性和生殖毒性。其肝毒性可能与其主要成分葛根素抑制肝脏 CYP3A 介导有关[11]。有报道，患者服用葛根汤 6 周后出现药物性肝炎，表现为全身倦怠、食欲不振、眼球黄染，腹部 B 超及 CT 显示肝大、肝内胆管扩张、轻度脾大，药物淋巴细胞刺激试验显示葛根汤为阳性[12]。

五、使用注意

1.《本草从新》："夏日表虚汗多尤忌。"

2.《本草正》："其性凉，易于动呕，胃寒者所当慎用。"

3. 张元素："不可多服，恐损胃气。"

六、与西药联用禁忌

不宜与可致溶血反应的药物联用，如头孢菌素、复方氨基比林、阿司匹林等，避免发生药物溶血致死，出现肝区不适感、黄疸、肾功能损害、急性肾衰竭、肾绞痛等现象[13]。

参考文献

[1] 赵文景．张炳厚学术思想与临床经验总结及应用虫类药治疗痛证与慢性肾炎蛋白尿的临床研究 [D]．北京：北京中医药大学，2011．

[2] 彭智平，赵锡艳，逄冰，等．仝小林辨治斜颈验案 2 则 [J]．河北中医，2013，35(5)：648-649．

[3] 陈弘东，郭敬，周强．浅谈仝小林运用葛根经验 [J]．上海中医药杂志，2015，49(6)：12-13．

[4] 王涵.仝小林教授运用葛根汤治疗高血压经验及门诊病例回顾性分析 [D]. 北京：中国中医科学院，2017.

[5] 钱丽超，朱银杏，刘西强.黄煌教授治疗痤疮验案解析 [J]. 四川中医，2014，32(7)：145-147.

[6] 薛蓓云，李小荣，黄煌.黄煌经方内科医案（三）——糖尿病治验 2 则 [J]. 上海中医药杂志，2012，46(3)：34-35.

[7] 刘松涛.李赛美辨治中晚期糖尿病用药规律探析 [J]. 广州中医药大学学报，2017，34(5)：763-765.

[8] 李日东，刘煜洲，魏德全，等.李赛美运用六经辨治成人斯蒂尔病验案 1 则 [J]. 上海中医药杂志，2014，48(8)：26-29.

[9] 魏丹蕾.李赛美运用经方"小方"的临证思路 [J]. 广州中医药大学学报，2015，32(2)：369-372.

[10] 闫海虹，马融，张喜莲，等.马融三焦分治热痫的临证经验总结 [J]. 中华中医药杂志，2017，32(8)：3523-3525.

[11] KIM S B，YOON I S，KIM K S，et al. In Vitro and In Vivo Evaluation of the Effect of Puerarin on Hepatic Cytochrome p450 - Mediated Drug Metabolism[J]. Planta Medica，2014，80(7)：561-567.

[12] 崔昕.葛根汤引起药物性肝炎 1 例 [J]. 国外医学 (中医中药分册)，1996(2)：30-31.

[13] 谈望晶，邸莎，赵林华，等.葛根的量效配伍及临床应用探讨 [J]. 吉林中医药，2019，39(2)：173-176.

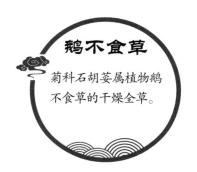

鹅不食草

菊科石胡荽属植物鹅不食草的干燥全草。

一、临床及配伍应用

1. 用于风寒感冒。本品辛散温通，能发散风寒，但药力较弱，一般风寒感冒较少选用。因其长于通鼻窍，故主要用于风寒感冒而见鼻塞、流涕、头痛。

2. 用于鼻塞不通。本品辛温升散，入肺经，能通肺窍，利鼻气。古方多以本品塞于鼻内，治疗鼻息肉及鼻渊鼻塞、头痛。现代临床多用于鼻炎。

3. 用于寒痰咳喘。本品兼能化痰，止咳，平喘，因性偏辛温，治疗咳嗽痰多，较宜于寒痰所致者。

4. 用于疮痈肿毒。本品兼能解毒消肿，治疗疮痈肿毒。

二、用法用量

《中国药典》规定鹅不食草用量为 6 ~ 9 g，入煎剂还可以将新鲜的鹅不食草捣成汁服用。外用时适量，可以将鹅不食草捣烂塞鼻，或者研成粉末吹入鼻内，促使打喷嚏，还可以捣碎敷于患处。

三、不良反应

鹅不食草对胃肠道黏膜有一定刺激性，可能引起急性腹痛[1]、胃脘不适[2]、恶心、呕吐等消化道症状[3-4]，也有患者出现背痛及全身酸痛。有学者认为鹅不食草生用易出现不良反应，制炒或蜜炙可减少副作用[5]。

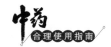

四、使用注意

胃溃疡与胃炎患者要慎用或禁用。

参考文献

[1] 费原子.鹅不食草引起急性腹痛三例 [J].四川中医，1986，(4)：36.

[2] 路洪道.鹅不食草易致胃脘痛 [J].中国中药杂志，1991，16(1)：57.

[3] 钟篡陶.鹅不食草致严重不良反应 1 例 [J].中国中药杂志，2003，28(5)：476-477.

[4] 林悦.鹅不食草内服致上腹疼痛 2 例报告 [J].成都中医药大学学报，2004，27(3)：19.

[5] 肖定辉.中药的毒性和副作用 [J].中成药研究，1981，(5)：16-17.

第三章

清热药

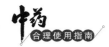

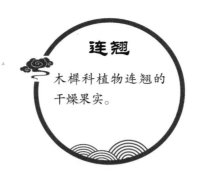

连翘

木樨科植物连翘的
干燥果实。

一、临床及配伍应用

1. 连翘为"疮家圣药"，适用于热毒入侵型乳痈。此类乳痈临床表现为乳房局部红、肿、热、痛，肿块质硬，或伴有恶寒发热、头痛、胸闷不舒、体温异常增高，甚至发生脓肿，舌脉表现为舌质红、舌苔黄腻，脉象弦数。乳痈主要由情志不畅、肝气不舒等因素造成，好发于产后 3 ~ 4 周，约占乳腺感染性疾病的 75%[1]。马拴全[2]治疗乳痈时，早、中、晚三期均喜用连翘 12 ~ 15 g。

2. 治疗痤疮。适用于湿热型痤疮，临床以粉刺、丘疹、脓包、结节、囊肿及瘢痕为特点。连翘内以清上焦之热，外以解表透邪，又可散结消肿。张发荣[3]用麻黄连翘赤小豆汤治疗痤疮，其中连翘常用量为 20 ~ 25 g。孙玉信[4]用麻黄连翘赤小豆汤合三仁汤加减治疗痤疮肺胃蕴热后湿阻中焦证。黄煌[5]常以荆芥连翘汤治疗以红、肿、热、痛为特征的头面部痤疮，其中连翘的用量为 30 g。胡爱民[6]针对痤疮"热""毒"的病机特点，以五味消毒饮加连翘、枇杷叶、桑白皮等药疏风清肺。

3. 治疗咽痛。适用于温病发病之咽痛，由风热、湿热、温热、燥热等病邪引起，表现为自觉咽部或喉部疼痛，伴有咽喉干燥、红肿及吞咽困难，或声音嘶哑、颈部强直、活动受限等症状。刘良徛[7]用银翘马勃散加减以清热解毒、利咽除湿，专攻湿热郁遏、闭阻咽喉之湿热咽痛，咽部充血、咽后壁淋巴滤泡增生或咽喉有灼热感等为运用银翘马勃散的关键指征。

4.治疗牙龈肿痛。适用于胃火上蒸型牙龈肿痛，常见病因为饮食不节、过食辛辣、肥甘厚味、脾胃运化失调，郁而化火，火热循经上扰。张文娟等[8]采用牙周败毒饮治疗急性牙周炎，其中连翘清热解毒、败火消肿，常用量为 9 ～ 12 g。张军歧[9]采用凉膈散加减治疗智齿冠周炎，其中连翘用量为 10 g，配伍黄芩、栀子清上焦头面之火以泻肺热。周月华等[10]以清热、解毒、排脓为治则，采用养胃清热方治疗牙周炎，其中连翘用量为 12 g，配伍生石膏、生地黄、麦冬、川牛膝、珠黄散等以泻火消肿、清胃养阴。

二、炮制品的合理使用

生连翘长于清热解毒，消肿散结。用于痈疽、瘰疬、乳痈、丹毒、风热感冒、温病初起、温热入营、高热烦渴、神昏发斑、热淋尿闭。

三、用法用量

1.《中国药典》规定连翘用量为 6 ～ 15 g。

2.经验用法与用量：连翘的临床用量为 6 ～ 30 g，常用剂量为 10 ～ 15 g。根据疾病、证型、症状与配伍的不同，连翘的用量亦不同。

四、不良反应

低、中剂量使用连翘比较安全，可放心服用。连翘颗粒剂急性毒性试验结果表明，以 100 g/kg（最大给药剂量）灌胃昆明系小鼠，均无死亡，连续观察 7 天，小鼠活动、采食、粪便均正常，未见毒性反应。以 5000 mg/kg 测其最大耐受量，无法测出半数致死量[11]。高浓度的连翘水提物能明显增加哺乳动物的精子畸形率。连翘中的活性物质连翘苷对细胞具有遗传毒性，对小鼠具有急性毒性作用。以不同剂量的连翘苷腹腔注射给药小鼠后，发现连翘苷对小鼠的半数致死量为 1086 mg/kg，高剂量（≥ 500 mg/kg）连翘苷能使小鼠嗜多染红细胞微核率和雄性小鼠精子畸形率上升，有一定的遗传毒性[12]。

五、使用注意

1.由于连翘味苦性寒、清而无补，脾胃不足、胃虚食少、气虚

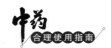

发热及疮疽溃后者均慎用。

2.脾胃虚寒及气虚疮疡脓清者不宜服用。

参考文献

[1] 李晓彤，白莉莉.自拟瓜蒌连翘汤联合针刺治疗早期急性乳腺炎56例疗效观察[J].亚太传统医药，2015，11(3)：126-127.

[2] 李春鸟，朱璐.马栓全主任医师治疗乳痈经验总结[J].广西中医药，2007，30(6)：30.

[3] 黎慧英，张晓冉，董阳，等.张发荣运用麻黄连翘赤小豆汤治疗痤疮经验[J].湖南中医杂志，2016，32(9)：44，84.

[4] 张晓娜，袁利梅.孙玉信教授麻黄连翘赤小豆汤临证经验[J].光明中医，2022，37(3)：402-404.

[5] 钱丽超，朱银杏，刘西强.黄煌教授治疗痤疮验案解析[J].四川中医，2014，32(7)：145-147.

[6] 肖康，江勋，胡爱民.胡爱民教授治疗痤疮临床经验[J].甘肃中医药大学学报，2018，35(1)：33-35.

[7] 徐磊.刘良徛教授运用银翘马勃散的临床经验总结[D].南昌：江西中医药大学，2019.

[8] 张文娟，王原明.牙周败毒饮联合腔治捷治疗急性牙周炎疗效观察[J].现代中西医结合杂志，2016，25(30)：3387-3389.

[9] 张军歧.中西医结合治疗急性智齿冠周炎临床疗效观察[J].辽宁中医药大学学报，2014，16(5)：193-194.

[10] 周月华，胡米娜，孙菲.养胃清热方治疗牙周炎临床研究[J].新中医，2020，52(20)：105-108.

[11] 吴悦，陈俭清.连翘颗粒剂的急性亚急性毒性试验研究[J].中国兽药杂志，2013，47(4)：23-26.

[12] 赵咏梅，张思琪.连翘苷对小鼠遗传物质的损伤作用[J].西北农林科技大学学报（自然科学版），2014，42(10)：35-39.

白鲜皮

芸香科植物白鲜的
干燥根皮。

一、临床及配伍应用

1.用于湿热疮毒、湿疹疥癣。治疗湿热疮毒、肌肤溃烂、黄水淋漓，常配伍苍术、苦参、银花以燥湿解毒；治疗湿疹疥癣、皮肤瘙痒，常配伍苦参、防风、地肤子。

2.用于黄疸尿赤、湿热痹痛。治疗湿热蕴蒸之黄疸、尿赤，常配伍茵陈以利胆退黄；治疗风湿热痹、关节红、肿、热、痛，配伍苍术、黄柏、牛膝，以清热燥湿、祛风通痹。

二、用法用量

1.《中国药典》规定白鲜皮用量为 5 ～ 10 g。

2.临床汤剂用量多为 5 ～ 30 g，散剂用量为 0.5 ～ 7 g，外用剂量为 15 ～ 100 g。

3.全小林治疗银屑病，白鲜皮用量多为 30 g[1]。张炳厚临方以五皮五藤饮为基础方灵活化裁治疗各种常见皮肤病，白鲜皮的常用药量为 20 ～ 25 g[2]。南征治疗紫癜性肾炎，制白鲜皮用量为 5 g[3]。

三、不良反应

临床偶见白鲜皮致肝损伤的报道，但往往与白鲜皮的使用剂量和时间没有明确相关性[4]。故推测白鲜皮所致的肝损伤可能为特异质型肝损伤[5]。白鲜皮制剂服药到发生肝损伤的时间跨度为 1 ～ 366 天，中位数为 18 天，折算后白鲜皮剂量为 0.09 ～ 12 g/d，服药到发生肝损伤的白鲜皮累积剂量范围为 1.1 ～ 336 g，用药时间和用药剂

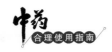

量分布跨度大，未发现明显用药时间、用药剂量与发生肝损伤的相关性[6]。

四、使用注意

脾胃虚寒者慎用。

参考文献

[1] 段娟，刘莱莱.仝小林教授临床辨治红皮病型银屑病经验介绍 [J].新中医，2013，45(12)：185-187.

[2] 赵文景，王悦芬，周杰，等.张炳厚教授应用引经药经验 [J].河北中医，2015，37(10)：1445-1447.

[3] 韩笑，郭鑫瞳，南征.南征教授治疗紫癜性肾炎 [J].吉林中医药，2018，38(11)：1255-1257.

[4] ZHAO W，WOLFENDER J L，HOSTETTMANN K，et al. Antifungal alkaloids and limonoid derivatives from Dictamnus dasycarpus[J]. Phytochemistry，1998，47(1)：7-11.

[5] 石伟，高源，郭玉明，等.基于免疫应激的白鲜皮致特异质肝损伤评价研究 [J].药学学报，2019，54(4)：678-686.

[6] 葛斐林，牛明，韩紫欣，等.白鲜皮制剂相关肝损伤的药物流行病学特征分析 [J].中国中药杂志，2019，44(5)：1048-1052.

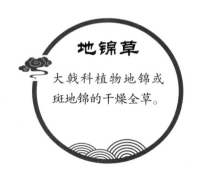

地锦草

大戟科植物地锦或斑地锦的干燥全草。

一、临床及配伍应用

1. 用于治疗热毒痢，配伍白苋、落葵、白头翁。

2. 用于治疗痈疖肿毒，配伍紫花地丁、蒲公英、无莿根。

3. 用于血热妄行之咯血、衄血、吐血、便血、崩漏，以及血淋、热淋、尿血等，配伍苎麻根。

4. 用于湿热所致的热淋、小便不利、血淋等证，配伍海金沙藤[1]。

二、用法用量

1. 《中国药典》规定地锦草用量为 9 ～ 20 g。外用适量。

2. 临床常用剂量为 15 ～ 30 g；大剂量为 30 ～ 60 g，水煎服[2]。

三、不良反应

地锦草水煎浓缩乙醇提取液给家兔灌胃（20 g/kg，生药）观察 1 周，或给大鼠灌胃（15 g/kg，生药）每日 2 次，连续 16 天，停药后观察 1 周，均未发现任何异常现象。这表明本品毒性小。临床暂未发现明显不良反应[3]。

四、使用注意

脾胃虚寒者慎服[4]。

五、与西药联用禁忌

地锦草含鞣质，不宜与利血平、硫酸亚铁并用，因利血平、硫酸亚铁与含鞣质中药同服，可形成鞣酸盐沉淀，妨碍吸收，降低血药浓度，减弱疗效[5]。

参考文献

[1] 沈丕安.中药药理与临床运用（上册)[M].长春：吉林科学技术
出版社，2020：313。

[2] 陈遇春.青草药识别与应用图谱[M].北京：中国医药科技出版社，
2020：163。

[3] 陈明岭，江海燕.皮肤病常用中药药理及临床[M].北京：中国
科学技术出版社，2017：123。

[4] 张冰.临床中药学[M].北京：中国中医药出版社，2012：157。

[5] 朱继先，朱云河，秦云凤.药物疗效增强学[M].北京：人民军
医出版社，2005：104。

黄柏

芸香科植物黄皮树
的干燥树皮。

一、临床及配伍应用

1.用于足趾肿痛。适用于湿热内蕴的痛风，临床以足趾关节皮肤发红及肿胀、局部灼热，行走艰难、疼痛剧烈，关节皮下结节，舌质红、苔黄腻，脉数等为特点。临床组方以上中下通用痛风丸为代表，其中黄柏和苍术，即二妙散，为清热燥湿之基础方。黄柏是中医治疗痛风（急性痛风性关节炎）常用的中药[1]。

2.用于湿热瘙痒。适用于湿热型湿疹、痤疮、阴道炎、盆腔炎等出现的湿热瘙痒，以患处鲜红肿胀、剧烈瘙痒为特征，伴便秘溲赤，舌质红、苔黄腻，脉滑数等特点，临床组方以四妙散为代表。

3.用于黄带。适用于湿热带下，以带下黏稠、量多、色黄、其气臭秽，舌质红、苔黄腻为主要症状，临床组方以易黄汤为代表。

4.用于阴虚发热。适用于阴虚发热证，症见午后或夜间发热，手足心热，或骨蒸潮热，心烦少寐，颧红，盗汗，口干咽燥，舌质红、少苔，脉细数。临床组方以知柏地黄丸、封髓丹为代表。

二、炮制品的合理使用

1.生黄柏：清热燥湿，泻火除蒸，解毒疗疮。用于湿热泻痢、黄疸、带下病、热淋、脚气、骨蒸劳热、盗汗、遗精、疮疡肿毒、湿疹瘙痒。

2.酒黄柏：可清上焦湿热。用于口、舌生疮。

3.盐黄柏：可滋阴降火。用于阴虚火旺、盗汗骨蒸。

4.黄柏炭：善于止血。用于崩漏及赤白带下。

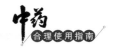

5. 生黄柏与盐黄柏的合理使用案例如下。

案例（一）

诊断：痢疾，湿热蕴结证。

方药：白头翁汤。白头翁 15 g，生黄柏 10 g，黄连 6 g，秦皮 10 g。

分析：此方中生黄柏具有泻火解毒，清热利湿的功效，诸药合用，可治疗湿热痢疾。

案例（二）

诊断：阴虚火旺证。

方药：大补阴丸。盐黄柏 10 g，盐知母 10 g，熟地黄 20 g，龟板 20 g。

分析：方中盐黄柏可引药入肾，缓和苦燥之性，增强滋肾阴，泻相火，退虚热的作用。

三、用法用量

1.《中国药典》规定黄柏用量为 3 ~ 12 g。外用适量。清热燥湿、泻火解毒宜生用，滋阴降火宜盐炙用，止血多炒炭用。

2. 仝小林治疗痹证，证属湿热下注、经络痹阻，临床表现为足膝红肿、关节疼痛，常用四妙散、上中下通用痛风方等方剂加减治疗。常用黄柏配伍苍术，临床常用量：黄柏 10 ~ 15 g，苍术 10 ~ 15 g[2]。

3. 仝小林认为，湿疹发作多为湿热瘀毒所致，常用黄柏配伍生薏苡仁、白鲜皮治疗湿疹，其中黄柏、生薏苡仁有助于改善湿热状态，白鲜皮是治疗皮肤病之靶向药，剂量可根据临床实际进行调整，黄柏常用剂量为 9 ~ 30 g。若瘀重者，可加牡丹皮、赤芍，湿毒重者加土茯苓、苦参[3]。

4. 国医大师路志正治疗滴虫性阴道炎属湿热带下者，常用易黄汤配伍萆薢加减，其中黄柏常用剂量为 9 g，萆薢为 12 g[4]。

四、不良反应

黄柏的不良反应主要是损伤脾胃，常见症状有腹胀、恶心、呕吐及消化不良等。

五、使用注意

黄柏苦寒，凡脾胃虚寒者忌服，应用大剂量时苦寒直折火热，当中病即减，合理量效。临床常配伍干姜或者生姜，一方面可辛开苦降，畅达气机；另一方面可防大剂量苦寒伤胃。

参考文献

[1] 刘湘玲，韩德军，杨锡燕．当代名老中医治疗急性痛风性关节炎经验用药规律 [J].中国实验方剂学杂志，2017，23(2)：187-192.

[2] 唐爽、李修洋、邱莎．黄柏的临床应用及其用量探究 [J].吉林中医药，2019，39(8)：1008-1012.

[3] 杨浩宇，张莉莉，顾成娟．黄柏、生薏苡仁、白鲜皮治疗湿疹经验——仝小林三味小方撷萃 [J].吉林中医药，2020，40(6)：709-711.

[4] 路志正．中医湿病证治学 [M].北京：科学出版社，2010：301.

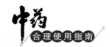

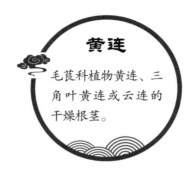

黄连

毛茛科植物黄连、三角叶黄连或云连的干燥根茎。

一、临床及配伍应用

1. 用于胃肠湿热，泻痢呕吐。黄连长于清中焦湿火郁结，为治疗湿热泻痢的要药。用于湿热中阻，气机不畅所致的脘腹痞满、恶心呕吐，常配伍黄芩、干姜、半夏，如半夏泻心汤。治疗湿热泻痢时，轻者单用即效，若泻痢腹痛、里急后重，可配伍木香，如香连丸；若泻痢身热，配伍葛根、黄芩、甘草，如葛根芩连汤；若下痢脓血，配伍当归、白芍、木香等，如芍药汤。

2. 用于热盛火炽，高热烦躁。尤善清心经实火，若三焦热盛，高热烦躁，常配伍黄芩、黄柏、栀子，如黄连解毒汤；若热邪炽盛，阴液已伤，心烦不眠，常配伍黄芩、白芍、阿胶，如黄连阿胶汤；若心火亢盛，迫血妄行，吐血衄血，可配伍黄芩、大黄，如泻心汤。亦善清胃火，用于胃火炽盛之呕吐，常配伍竹茹、陈皮、半夏；若牙痛，常配伍石膏、升麻、牡丹皮；若消谷善饥，常配伍生地黄。

3. 用于痈疽疔毒，皮肤湿疮，耳目肿痛，尤善疗疔毒。治疗痈肿疔毒，配伍黄芩、栀子、连翘，如黄连解毒汤；治疗耳道疖肿、耳道流脓，可配伍枯矾、冰片，研粉外用。

二、炮制品的合理使用

1. 生黄连：清热燥湿、泻火解毒力强。适用于湿热、火热毒邪病证，体壮及脾胃功能较强者，如治疗热毒壅盛的黄连解毒汤（《外科正宗》）。

2. 炒黄连：能降低黄连苦寒之性。适用于火热之邪不盛，或脾胃功能较差者，以防苦寒伤胃，如治疗小儿渴痢、烦热腹痛的黄连散（《太平圣惠方》）。

3. 酒黄连：善清上焦火热。用于目赤、口疮，如治疗目赤肿痛、口舌生疮的黄连天花粉丸（《证治准绳》）。

4. 姜黄连：可和胃止呕。用于寒热互结，湿热中阻，痞满呕吐，如治疗湿热中阻、胃失和降、呕吐泄泻的香姜散（《证治准绳》）。

5. 萸黄连：可疏肝和胃止呕，散肝胆郁火。用于肝胃不和，呕吐吞酸，如治疗积滞内阻、胸膈痞闷、胁肋胀满或下痢脓血的大香连丸（《太平惠民和剂局方》）。

三、用法用量

1.《中国药典》规定黄连用量为 2 ~ 5 g。临床常用量为 2 ~ 10 g。

2. 经验用法与用量：

（1）小剂量（3 g）：可泄热、和胃、消痞，主要用于治疗心下痞，如半夏泻心汤、小陷胸汤。

（2）中剂量（9 g）：可清热燥湿、止呕止痢，主要用于治疗下痢、呕吐、腹痛之症，如葛根芩连汤、白头翁汤。

（3）大剂量（12 g）：可清心火、除烦，主要用于治疗心烦、失眠，如黄连阿胶汤[1]。

四、不良反应

黄连若治疗量安全，不良反应少，古代医书都将黄连视为无毒的中药。据医书记载，黄连用量过大，可有恶心、呕吐、气短、发痉的症状[2]。动物实验证实，黄连对胃肠道、膀胱平滑肌有兴奋作用，临床上应用可出现恶心、呕吐、腹鸣、腹泻、多尿的现象[3-4]；研究表明，黄连过量在一定程度上可造成胃黏膜屏障功能的损害[5]。少数患者服用黄连会出现头晕、心慌、气短、关节痛、舌麻、咽喉不适、脸肿、面及四肢起麻疹、瘙痒异常等过敏症状[6]。

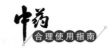

五、使用注意

1. 本品大苦大寒，过服、久服易伤脾胃，脾胃虚寒者忌用。

2. 苦燥伤津、阴虚津伤者慎用。

3.《蜀本草》："畏牛膝。"

4.《药性论》："恶白僵蚕，忌猪肉。"

5.《本草经集注》："恶菊花、芫花、玄参、白鲜皮，畏款冬，胜乌头。"

六、与西药联用禁忌

1. 不宜与洋地黄强心苷合用，以免提高血中强心苷的浓度而发生强心苷中毒。

2. 不宜与酶制剂（如胃蛋白酶、乳酶生片、多酶片、胰酶、淀粉酶等）联用，以免产生沉淀而失效。

3. 不宜与重金属盐、碘化物、酶制剂等同用，以免生成难溶解的沉淀物而降低疗效。

参考文献

[1] 施岚尔 .《伤寒杂病论》中黄连的应用规律研究 [D]. 南京：南京中医药大学，2018.

[2] 骆龙江 . 黄连治疗细菌性痢疾病例汇报 [J]. 中华医学杂志，1953，(6)：453.

[3] 李希贤 . 中药黄连之一般药理 [J]. 新中医药杂志，1955，(11)：27.

[4]《全国中草药汇编》编写组 . 全国中草药汇编 [M]. 北京：人民卫生出版社，1975.

[5] 邱赛红，孙必强，李磊，等 . 常用苦寒药过量使用对胃黏膜屏障功能影响的实验研究 [J]. 中国医药导刊，2007，9(2)：140.

[6] 张宪印，安丽华，邵智 . 黄连及其制品的不良反应和治疗 [J]. 时珍国医国药，2003，14(11)：714.

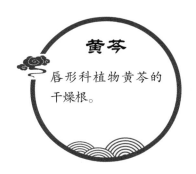

黄芩

唇形科植物黄芩的
干燥根。

一、临床及配伍应用

1.用于治疗湿温、暑湿，湿热痞闷，黄疸泻痢。善清上焦湿热。
若治疗湿温、暑湿，湿热郁阻之恶心呕吐、身热不扬，常配伍滑石、
白蔻仁、通草，如黄芩滑石汤；若治疗湿热中阻，痞满呕吐，常配
伍黄连、干姜、半夏，如半夏泻心汤；若治疗大肠湿热，泄泻痢疾，
常配伍黄连、葛根，如葛根芩连汤；若治疗湿热黄疸，常配伍茵陈、
栀子。

2.用于肺热咳嗽，热病烦渴。若肺热壅遏，肺失清降，咳嗽痰稠，
常配伍桑白皮、知母、麦冬，如清肺汤；若壮热烦渴，面赤唇燥，
溲赤便秘，常配伍薄荷、栀子、大黄，如凉膈散。

3.用于痈肿疮毒，咽喉肿痛。常配伍金银花、连翘、牛蒡子、
板蓝根。

4.用于血热吐衄。常配伍生地黄、白茅根、三七。

5.用于胎热不安。常配伍白术、当归，如当归散。

二、炮制品的合理使用

1.生黄芩：长于清热泻火解毒，用于热病、湿温、黄疸、泻痢、
乳痈发背，如治疗三焦热盛、壮热烦躁的黄连解毒汤（《外台秘要》）；
治疗湿热阻于肝胆、全身黄疸的必效散（《仁斋直指方论》）。

2.酒黄芩：用于治疗上焦肺热及四肢肌表之湿热，且酒性可缓
和黄芩苦寒之性，以免伤害脾阳，导致腹泻，如治疗肺热咳嗽的黄

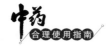

芩泻肺汤（《张氏医通》）。

3. 黄芩炭：止血力强，用于崩漏下血、吐血衄血，如治疗血热妄行之崩漏及血痢的荷叶丸（《经验方》）。

三、用法用量

1.《中国药典》规定黄芩用量为 3 ~ 10 g。

2. 全小林临床善用葛根芩连汤加减治疗细菌性痢疾，重用黄芩 60 g；用葛根芩连汤治疗腹泻，黄芩的成年人用量为 3 ~ 15 g，儿童用量为 2 ~ 10 g；用干姜黄芩黄连人参汤治疗 2 型糖尿病，证属脾虚胃热型，黄芩用量为 30 ~ 45 g[1-2]。

3. 黄煌在治疗寒热错杂型消化性溃疡引起的出血时，黄芩与黄连配伍，黄芩用量多为 15 g；甘草泻心汤为治疗口腔溃疡的专方，黄芩用量多为 6 ~ 20 g；黄芩汤治疗溃疡性结肠炎，黄芩用量多 10 ~ 20 g，若出血黏稠、量多、有血块，重用黄芩 30 g[3]。

4. 傅延龄常用半夏泻心汤治疗寒热错杂型消化系统疾病，黄芩用量少则为 6 ~ 8 g，多则为 12 ~ 15 g，甚至为 20 g[4]；黄芩汤对反流性食管炎引起的反酸、嗳气、烧心、胸痛有治疗作用，常用黄芩 8 g，白芍 15 g[5]。

5. 李赛美常用小柴胡汤及其类方治疗有柴胡证的疾病。若邪郁化热之势不甚，常用黄芩 10 g；若邪郁化热之势较甚，则常用黄芩 15 g[6]。

四、不良反应

黄芩常见的不良反应主要是过敏反应。据报道，有患者服用小剂量的黄芩而引起水疱样药疹。表现为服药后半小时，遂感遍身潮红、瘙痒异常，继而出现散在性水疱或红色斑块样皮疹，以颜面部及四肢暴露部位最明显；伴见阴茎包皮水肿，疱内充满淡黄色液体；双眼结膜轻度充血，下眼睑潮红且水肿[7]。

五、使用注意

1. 本品苦寒伤胃，脾胃虚寒者慎用。

2.脾肺虚热者忌之，凡中寒作泄、腹痛属寒、肝肾虚、血虚、血枯经闭、气虚小便不利、肺受寒邪喘咳及血虚胎不安者禁用[8]。

参考文献

[1] 周强，逄冰，彭智平，等.仝小林教授应用大剂量葛根芩连汤治疗直肠炎经验[J].中国中医急症，2013，22(1)：55-56.

[2] 金末淑.仝小林教授应用干姜黄芩黄连人参汤治疗2型糖尿病用药规律分析[J].世界中西医结合杂志，2012，7(6)：461-463.

[3] 古求知，老膺荣，范宇鹏.黄煌教授经方治疗慢性溃疡性结肠炎的经验[J].中国临床研究，2012，25(7)：712-713.

[4] 王洪蓓，黄熙颖，傅延龄.傅延龄运用经方辨治消化系疾病临床经验[J].北京中医药，2012，31(9)：660-663.

[5] 刘小河，马艳红，傅延龄.黄芩汤对反流性食管炎模型大鼠氧化应激和胃肠激素的影响[J].时珍国医国药，2011，22(7)：1778-1780.

[6] 徐笋晶，李赛美，洪文学，等.李赛美教授运用小柴胡汤临床经验研究[J].中国中西医结合杂志，2014，34(10)：1264-1266.

[7] 陈荣华.小剂量黄芩引起大水疱样药疹一例报告[J].江西中医药，1982(1)：32.

[8] 叶茹，徐立鹏，仝小林.黄芩临床用量研究[J].中国临床医生杂志，2014，42(10)：84-86.

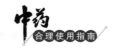

苦参

豆科植物苦参的干燥根。

一、临床及配伍应用

1. 用于湿热泻痢、黄疸尿赤。治疗湿热蕴结肠胃之腹痛泄泻、下痢脓血，常配伍木香；治疗湿热便血、肠风下血、痔疮出血，常配伍生地黄；治疗湿热蕴蒸之黄疸尿赤时，常配伍栀子、龙胆。

2. 用于带下阴痒、湿疹疥癣、小便不利。善清下焦湿热，使湿热从小便排出。治疗湿热下注时，常配伍黄柏、蛇床子；治疗妊娠小便不利时，配伍当归、贝母；治疗湿热蕴结膀胱所致的小便不利、灼热涩痛时，配伍蒲公英、石韦。

二、用法用量

1.《中国药典》规定苦参用量为 4.5 ～ 9 g。

2. 经验用法与用量：

（1）小剂量（6 ～ 9 g）：具有平喘止咳及利尿消肿的作用，临床实践证明，苦参应用 8 g 时，利尿作用最大，继续增大剂量无增效作用[1]。

（2）中剂量（10 ～ 20 g）：可对心血管系统、免疫系统产生影响，并可抗菌、抗炎、抗病原微生物[1]。

（3）大剂量（30 ～ 60 g）：多用于皮肤科、妇科疾患[1]。

三、不良反应

1. 神经系统：苦参碱对中枢神经系统有先兴奋后麻痹的作用，剂量过大可出现头昏、头痛、烦躁、肢体麻木、站立不稳症状；严重者可转为麻痹状态，表现为呼吸不规则、发作性昏睡、痉挛、言语不利、张口困难、呼吸麻痹[2-5]。

2. 消化系统：苦参碱对胃黏膜有较强的刺激作用，口服可出现胃痛、胃烧灼感、恶心、呕吐、便秘、腹泻、食欲下降[5]。

四、配伍禁忌

不宜与藜芦同用。

五、使用注意

1. 苦参苦寒伤胃、伤阴，脾胃虚寒及阴虚津伤者慎用。
2. 不宜长期大量使用。

参考文献

[1] 金琦.试述苦参不同剂量的药理作用 [J].实用中医药杂志，2001，(6)：45.

[2] 王忠山.过量服用苦参煎液致急性中毒 1 例 [J].中国中药杂志，1993，(4)：247.

[3] 宫占凤.苦参中毒致呼吸肌麻痹 1 例 [J].时珍国医国药，2000，11(5)：466.

[4] 张梅香，侯苏谊.大剂苦参内服致中毒 1 例报告 [J].中国社区医师，2002，18(2)：42.

[5] 王世民，时长青.大剂苦参致痉挛 1 例报告 [J].河南中医，1995(4)：225.

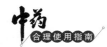

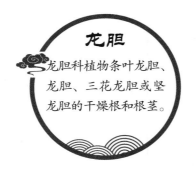

龙胆

龙胆科植物条叶龙胆、龙胆、三花龙胆或坚龙胆的干燥根和根茎。

一、临床及配伍应用

1. 用于阴肿阴痒、带下病、湿疹、黄疸尿赤。善清下焦湿热。治疗湿热下注、阴肿阴痒，常配伍黄柏、苦参、苍术；治疗肝胆湿热之黄疸尿赤，可配伍茵陈、栀子、黄柏。

2. 用于肝火头痛、目赤耳聋、胁痛口苦。多配伍柴胡、黄芩、木通，如龙胆泻肝汤。

3. 用于肝经热盛、热极生风所致的高热惊厥、手足抽搐。能泻肝胆实火，多配伍牛黄、钩藤、黄连，如凉惊丸。

二、用法用量

《中国药典》规定龙胆用量为 3 ～ 6 g。不宜超剂量使用，用量过大会产生副作用，甚至引起中毒反应。

三、不良反应

1. 消化系统：有报道称，脾胃虚寒者用龙胆 10 g 可致剧烈呕吐[1]及腹痛、腹泻，严重者可出现肠麻痹。

2. 心血管系统：严重心律失常[2]、血压下降。

3. 神经系统：高热、神志不清、二便失禁、四肢弛缓性瘫痪、腱反射消失[3-4]。

四、使用注意

1. 脾胃虚寒者慎用。

2.阴虚津伤者慎用。

参考文献

[1] 姬长魁，姬长杰.龙胆草导致剧烈呕吐1例报告[J].江西中医药，1995，(S1)：128.

[2] 周晓霞，蔡莹，周望京.龙胆中毒致严重心律失常1例[J].实用医学杂志，2008，24(12)：2037.

[3] 梁德宏，郭明栓，翟鲁辉.滥用中草药龙胆草致周围神经病3例[J].药物流行病学杂志，1994，(3)：170.

[4] 赵志祥，李延龙，闫淑华.龙胆草中毒致神经系统损害1例[J].中国中西医结合杂志，1997，(9)：539.

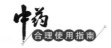

牡丹皮

毛茛科植物牡丹的
干燥根皮。

一、临床及配伍应用

1. 治疗温病热入营血、迫血妄行所致的发斑、吐血、衄血，常配伍水牛角、生地黄、赤芍等；治疗温毒发斑时，可配伍栀子、大黄、黄芩等中药；若治疗血热吐衄，又常配伍大黄、大蓟、茜草根等中药。

2. 治疗温病后期、邪伏阴分、夜热早凉、热退无汗，常配伍鳖甲、知母、生地黄等中药；治疗阴虚内热、无汗骨蒸者，常配伍生地黄、麦冬等中药。

3. 治疗血滞经闭、痛经，可配伍桃仁、川芎、桂枝等中药；治疗跌打伤痛，可配伍红花、乳香、没药等中药。

4. 治疗热毒痈肿疮毒，可配伍大黄、白芷、甘草等中药；若配伍大黄、桃仁、芒硝等中药，可治疗瘀热互结之肠痈初起[1]。

二、炮制品的合理使用

1. 生牡丹皮：长于清热凉血，活血散瘀，多用于治疗温病热入血分之高热不退、吐衄发斑、阴虚发热、骨蒸潮热、肝火上炎所致的头痛、目赤、失眠等。

2. 酒牡丹皮：长于活血散瘀，多用于治疗肠痈初起尚未成脓、闭经、痛经、癥瘕、跌打伤痛等。

3. 牡丹皮炭：长于凉血止血，多用于血热迫血妄行所致的吐血、衄血等[2]。

4. 生牡丹皮、牡丹皮炭的合理使用案例如下。

案例（一）

诊断：湿热瘀滞证。

方药：大黄牡丹汤。大黄 10 g，生牡丹皮 10 g，桃仁 10 g，瓜蒌子 15 g，芒硝 6 g（冲服）。

分析：方中生牡丹皮长于清热凉血，活血化瘀，诸药合用，可治疗肠痈初起病症。

案例（二）

诊断：血热证。

方药：十灰散。大蓟炭 10 g，小蓟炭 10 g，荷叶炭 10 g，侧柏炭 10 g，白茅根炭 10 g，茜草炭 10 g，山栀炭 10 g，大黄炭 10 g，牡丹皮炭 10 g，棕榈炭 10 g。

分析：十灰散可治疗吐血、衄血等，其中牡丹皮炭清热凉血作用较弱，具有凉血止血的作用。

三、用法用量

1.《中国药典》规定牡丹皮用量为 6 ～ 12 g。

2. 曾昭龙主编的《实用临床中药学（第 2 版）》中牡丹皮的用法用量：内服，一般为 6 ～ 12 g，大剂量可至 30 g，也可入丸散剂[2]。

四、不良反应

1. 古代文献《本草纲目》："无毒。"

2. 毒理试验：①半数致死量：小鼠腹腔注射牡丹皮注射液的半数致死量为 0.781 g/kg，小鼠灌胃牡丹皮注射液的半数致死量为 3.430 g/kg，小鼠灌胃牡丹酚后，观察 3 天，半数致死量为（4.90 ± 0.47）g/kg；②毒性反应：用于治疗实验性高血压犬，未见血象、肝肾功能、心电图等异常改变，仅见眼黏膜有充血现象，分泌物增多，这说明牡丹皮的毒性很小。

3. 临床观察牡丹皮无毒。在常规剂量内水煎服时，没有不适反应。即使长期服用，或在 30 g 以下的大剂量服用，也没有明显的不良反应。[3]。

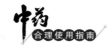

五、配伍禁忌

1. 中药配伍禁忌：畏菟丝子、贝母、大黄。

2. 与西药联用禁忌：牡丹皮可以抑制血小板中的花生四烯酸生成血栓素 A_2，可以增强抗凝药的效应，用时应监控凝血酶原时间；牡丹皮所含牡丹酚具有镇痛催眠作用，可以与巴比妥类药物产生协同作用，二者同用应注意剂量[4]。

六、使用注意

牡丹皮为辛香苦泄之品，虽能活血行气，但也可耗气伤阳，故月经过多者及孕妇忌用。

参考文献

[1] 张继红，刘宇，张慧康.新编中药学精要 [M].北京：中国纺织出版社有限公司，2020：21.

[2] 曾昭龙.实用临床中药学（第 2 版）[M].郑州：河南科学技术出版社，2020：7.

[3] 沈丕安.中药药理与临床运用（上册）[M].长春：吉林科学技术出版社，2020：401.

[4] 李亚平.常用中药配伍与禁忌 [M].北京：人民军医出版社，2009：65.

千里光

菊科植物千里光的
干燥地上部分。

一、临床及配伍应用

1.用于热毒壅盛之痈肿疮毒，可单用鲜品，或与金银花、野菊花、蒲公英等配伍。

2.用于风热感冒、发热、咽痛等症，可单用或与金银花、连翘等配伍。

3.用于风热或肝火上炎所致的目赤肿痛，可单用煎汤熏洗眼部，或与菊花、夏枯草、桑叶等配伍。

4.用于大肠湿热或下痢脓血、里急后重的泄泻痢疾，可单用或与金银花、黄连、木香等配伍。

5.用于湿热所致的皮肤湿疹、阴囊湿痒，可煎汁浓缩外用。

二、用法用量

《中国药典》规定千里光用量为 15 ～ 30 g。外用适量，煎水熏洗。

三、不良反应

千里光含有吡咯里西啶类生物碱，而吡咯里西啶类生物碱是一种天然毒性物质，具有显著的肝毒性、肺毒性、遗传毒性、神经毒性和胚胎毒性等，严重时甚至可导致死亡[1]。各年龄组患者接触吡咯里西啶类生物碱后都会产生不同程度的肝毒性，儿童对其相对更敏感。世界卫生组织《环境卫生标准80：吡咯里西啶类生物碱》汇总的涉及千里光属植物中毒的 14 起事件中，半数涉及婴儿或儿童，2 起涉及老年人[2]。罗伦[3]等在千里光临床使用情况的分析中发现，

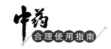

在服用千里光的过程中，仅有个别患者出现恶心、食欲减退及大便次数增多等现象，除此之外，还发现有1例患者因服用千里光过敏，经服用抗过敏药物后过敏现象有所好转。

四、使用注意

不同地区的千里光药材中吡咯里西啶类生物碱的含量差异较大[4-5]，可能导致不同产地相关制剂中吡咯里西啶类生物碱的含量差异显著，从而造成巨大的安全隐患[2]，开具处方时，应谨慎对待。

五、中毒处理

对于可疑肝窦阻塞综合征患者，应进行肝脏影像学检查，送检血液及尿液标本检查有无千里光碱类似物，可支持诊断。同时建议及时停药，并尽快开始抗凝治疗以获得较好的预后[6]。

参考文献

[1] 熊芬，姜凯元，熊爱珍，等.含千里光中药制剂中肝毒性成分阿多尼弗林碱的含量分析[J].中国中药杂志，2020，45(1)：92-97.

[2] Pyrroli zidine Alkaloteds. Environmental Health Criteria No.80[M]. Geneva：WHO，1988：275-337.

[3] 罗伦.千里光的临床使用情况分析[J].临床医药文献电子杂志，2019，6(38)：168.

[4] Ge L，Song-Lin L，Mi L，et al. Qianliguang (Senecio scandens) safety dilemma：dose is the key? [J]. Planta medica，2009，75(10)：1107-1111.

[5] 熊爱珍，杨莉，杨雪晶，等.UPLC-MS同时测定千里光和欧洲千里光中阿多尼弗林碱和千里光碱的含量[J].中国中药杂志，2011，36(6)：702.

[6] 于洁，朱浩翔，张继明.疑似千里光类药物致药物性肝损伤1例分析[J].中国药物警戒，2023，20(2)：136-139.

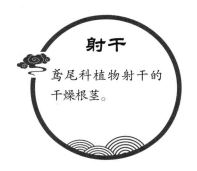

射干

鸢尾科植物射干的
干燥根茎。

一、临床及配伍应用

1. 用于咽喉肿痛。常配伍黄芩、桔梗、甘草。

2. 用于痰盛咳喘。常配伍桑白皮、马兜铃、桔梗等清热化痰药，如射干马兜铃汤；用于治疗寒痰气喘、咳嗽痰多时，也常配伍细辛、生姜、半夏等温肺化痰药，如射干麻黄汤。

二、用法用量

1. 《中国药典》规定射干用量为 3 ~ 10 g。

2. 仝小林常用射干麻黄汤加减治疗哮喘之寒痰阻肺证，其中射干用量为 10 g，可开痰结，利咽喉，配伍麻黄、紫菀、款冬花温肺散寒，下气止咳[1]。

3. 傅延龄治疗湿热内蕴型低热，常用甘露消毒丹加减，其中射干用量为 10 g，可解毒利咽，配伍白豆蔻、藿香祛湿邪，清内热[2]。

4. 杨明会治疗湿热型慢性咽炎反复发作，常用甘露消毒丹加减，其中射干用量为 10 g，可降肺气，利咽喉，配伍滑石、茵陈清热利湿，配伍白豆蔻、藿香芳香醒脾[3]。

5. 焦拥政提出肺郁在男性性欲低下中的重要作用，常从肺郁论治该病，治疗用射干汤合半夏厚朴汤加减，其中射干用量为 10 g，可清热解毒，消痰，配伍紫苏宽胸降肺气，配伍茯苓、半夏化痰理气[4]。

三、不良反应

1. 有患者用开水泡射干饮用，6 小时后逐渐出现颈项强直、不能低头、咬肌紧张、言语费力、四肢僵直、活动困难、腹部肌肉结成板块的表现[5]。

2. 有报道称，使用含射干（剂量为 6 ~ 10 克）的中药复方对 73 例患者进行治疗时，观察到 7 例患者出现水泻。这 7 例患者均因急性咽炎或急性扁桃体炎就诊，并在服用了旨在疏风解毒和清热解毒、含有射干的中药复方后，每日出现 3 ~ 5 次水泻。一旦停用该中药复方，水泻症状即停止。检查处方所用中药均无致泻药物，逐一对每味中药查阅本草古籍，发现元代朱丹溪在《本草衍义补遗》记载射干有"利大便"的作用。从原中药饮片中挑去射干再煎服，患者不再出现水泻[6]。

3. 临床用药在 5 g 以内均未发生水泻，而用量在 6 ~ 10 g 时，则偶有水泻发生，出现水泻与患者素体脾虚似无相关性[6]。

四、使用注意

1. 孕妇忌用。

2. 脾虚便溏者慎用。

3. 不宜久服。汉末《名医别录》记载射干"久服令人虚"；明代李时珍更谓射干"多服泻人"；谢观在《中国医学大辞典》也记载射干"久服泻人"。

参考文献

[1] 贾淑明，彭智平，逄冰，等．仝小林教授运用射干麻黄汤治疗呼吸系统疾病解析 [J]. 长春中医药大学学报，2014，30(4)：628-630.

[2] 倪胜楼，方静，傅延龄．傅延龄治疗低热经验 [J]. 辽宁中医杂志，2012，39(7)：1234-1236.

[3] 路军章，杨明会．甘露消毒丹加减治疗慢性咽炎（湿热型）临床观察 [J]. 中国中医药信息杂志，2006，13(10)：80-81.

[4] 孟令东，焦拥政．从肺郁论治男性性欲低下 [J]. 北京中医药，2011，30(10)：762-763.

[5] 李昌军．射干中毒致全身肌肉强直 1 例 [J]. 新医学，2005，36(10)：609.

[6] 巴图．射干致泻与用量浅谈 [J]. 内蒙古中医药，2008，27(2)：35.

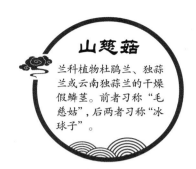

山慈菇

兰科植物杜鹃兰、独蒜兰或云南独蒜兰的干燥假鳞茎。前者习称"毛慈姑"，后两者习称"冰球子"。

一、临床及配伍应用

1. 用于痈肿疔毒、瘰疬痰核、蛇虫咬伤。可配伍解毒疗疮药。

2. 用于癥瘕痞块。配伍丹参、焦栀子、浙贝母、柴胡、夏枯草，针对甲状腺瘤的治疗取得了良好的效果。

二、用法用量

《中国药典》规定山慈菇用量为 3 ～ 9 g，煎服。外用适量。

三、不良反应

山慈菇可诱发体细胞和生殖细胞遗传物质损伤，具有潜在的致突变作用。刘冰等采用微核试验和精子畸形试验，从体细胞和生殖细胞两方面评价山慈菇的致突变性。结果表明，山慈菇各剂量诱发的小鼠骨髓嗜多染红细胞微核率高于正常对照组（$P < 0.01$），但又显著低于阳性对照组（$P < 0.01$），说明山慈菇可诱发体细胞遗传损伤[1]。山慈菇低剂量组的精子畸形率与阴性对照组比较，无显著性差异（$P > 0.05$），中、高剂量组与阴性对照组比较，差异非常显著（$P < 0.01$）。各剂量组与阳性对照组比较，差异均非常显著（$P < 0.01$）。山慈菇低、中剂量组的睾丸染色体畸变率与阴性对照组比较无显著性差异（$P > 0.05$），而高剂量诱发的染色体畸变率显著高于阴性对照组（$P < 0.05$），各剂量组与阳性对照组比较，差异均非常显著（$P < 0.05$），说明山慈菇可诱发生殖细胞遗传物质损伤，具有潜在的致突变作用[2]。

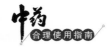

四、使用注意

正虚体弱者慎用。

参考文献

[1] 刘冰，庞慧民，武广恒，等 . 几味抗癌中药致突变性研究 [J]. 白求恩医科大学学报，1999，(1)：11-13.

[2] 刘冰，庞慧民，陆培信，等 . 山慈菇生殖细胞遗传毒性研究 [J]. 长春中医学院学报，2000，16(2)：50-51.

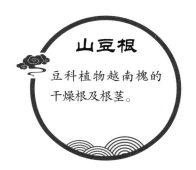

山豆根

豆科植物越南槐的干燥根及根茎。

一、临床及配伍应用

1. 治疗火毒蕴结所致乳蛾、喉痹所致的咽喉红肿、疼痛的要药。常配伍玄参、板蓝根、射干。

2. 治疗胃火上攻所致的牙龈肿痛、口舌生疮。常配伍石膏、黄连、升麻、牡丹皮。

二、用法用量

山豆根有毒，《中国药典》规定山豆根的用量为 3～6 g，煎服。外用适量。

三、不良反应

山豆根中毒的主要症状为不同程度的头痛、头晕、恶心、呕吐、腹痛（或腹泻）、四肢无力、心悸、胸闷，重者表现为面色苍白，四肢颤抖、麻木，大汗淋漓，心跳加快，血压高，步态不稳等，继而出现呼吸急促，四肢抽搐，面唇青紫，瞳孔散大，最终因呼吸衰竭而死亡。山豆根中毒的主要原因是超剂量用药（＞10 g）。山豆根引起的中枢神经系统毒性有两个方面的特征：一是具有显著的影像学特征，大部分为基底节对称性损害（特异性累及豆状核、齿状核），少数发生小脑损伤[1]；二是存在时间 - 剂量 - 毒性关系，服药时间越长，剂量越大，神经损伤越严重[2]。

四、使用注意

1. 脾胃虚寒者慎用。

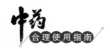

2.本品有毒，过量服用易引起呕吐、腹泻、胸闷、心悸等副作用，故用量不宜过大。

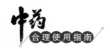参考文献

[1] Li X，Zhao H，Han J，et al.Toxic encephalopathy induced by radix Sophorae tonkinensis[J]. Acta Neurologica Belgica，2021，122 (3)：1-4.

[2] 汪琼，史艳平，梁蓬勃，等．儿童山豆根中毒 17 例临床报道及分析 [J]. 时珍国医国药，2020，31(8)：1934-1936.

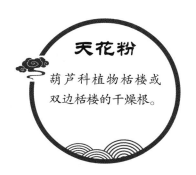

天花粉

葫芦科植物栝楼或
双边栝楼的干燥根。

一、临床及配伍应用

1. 常用于治疗热病烦渴，与芦根、竹叶等中药配伍；治疗燥伤肺胃津液亏损之咽干口渴、干咳少痰，常与沙参、麦门冬、玉竹等中药配伍。

2. 治疗燥热伤肺之干咳少痰、痰中带血，常与天门冬、麦门冬、生地黄等中药配伍。

3. 治疗积热内蕴、化燥伤津之消渴证，常与麦门冬、芦根、白茅根等中药配伍。

4. 治疗疮疡初起的红、肿、热、痛，常与金银花、白芷等中药配伍。

二、用法用量

1.《中国药典》规定天花粉的用量为 10 ～ 15 g。

2. 全小林治疗消渴证的常用量为 9 ～ 30 g[1]；宋宁[2] 等总结天花粉的临床常用剂量为 15 ～ 30 g。

三、不良反应

天花粉发生不良反应的潜伏期为 6 ～ 8 小时，早期表现为恶心、呕吐、腹痛、腹泻、发热、关节酸痛等不适，也可有皮疹等变态反应表现，甚至发生过敏性休克，其机制与天花粉蛋白的强抗原特性有关，它使机体处于致敏状态，导致黏膜充血、水肿和肠蠕动加快[3]。

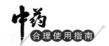

四、使用注意

孕妇慎用。

五、配伍禁忌

不宜与川乌、草乌、制川乌、制草乌、附子同用。

参考文献

[1] 顾成娟，杨才佳，王涵，等．仝小林使用天花粉、知母、葛根降糖经验 [J].吉林中医药，2021，41(4)：458-460.

[2] 宋宁，王新苗，樊俐慧，等．天花粉的临床应用及其用量探究 [J]. 长春中医药大学学报，2020，36(3)：433-435.

[3] 孙波．天花粉的不良反应与临床合理用药分析 [J].中国中医药现代远程教育，2009，7(9)：182.

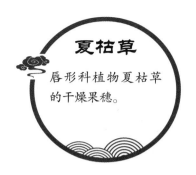

夏枯草

唇形科植物夏枯草
的干燥果穗。

一、临床及配伍应用

1. 适用于肝气郁结、阴虚火旺之寒热瘰疬，此类病症临床以颈前结块肿大，舌红、苔白腻或黄，脉弦数为特点。

2. 适用于痰火郁结型或气郁痰阻型乳房肿痛，临床以乳房结块增生、疼痛，舌红、苔白腻或黄，脉弦数或涩为特点。治疗乳腺肿块，临床常加用夏枯草口服液可缩短退热、乳房疼痛、压痛消失、乳房红肿消失所需的时间[1]。

3. 适用于肝火亢盛型眼部疾病，临床以目赤肿痛、眼睛干涩、视物不清，舌红，脉弦为特点。全小林院士认为肝郁化火，炼液为痰，与瘀互结，稽留于眼部，造成眼干、突眼等症状[2]。

二、用法用量

1. 《中国药典》规定夏枯草用量为 9 ~ 15 g，内服。

2. 经验用法与用量：临床常用剂量为 9 ~ 60 g。临床运用夏枯草时，与党参一同服用，便可"久服无弊"，可结合具体疾病、证型选用其最佳剂量及配伍。①治疗甲状腺功能亢进症、甲状腺功能亢进性心脏病、甲状腺功能亢进性突眼、甲状腺结节、桥本甲状腺炎、甲状腺癌、亚急性甲状腺炎时，常配伍猫爪草、海藻、丹参、枯矾、连翘等，用量为 15 ~ 120 g；②治疗乳痈、乳癖时，常配伍柴胡、浙贝母、猫爪草等，用量为 9 ~ 30 g；③治疗高血压病时，常配伍钩藤、天麻、枸杞子、茺蔚子等，用量为 10 ~ 60 g。

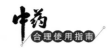

三、不良反应

夏枯草急性毒性试验研究表明，夏枯草为无毒级物质，近期文献中未见夏枯草严重不良反应的报道，有待进一步研究，保证用药安全[3]。亚慢性毒性试验未发现夏枯草浸膏有明显的毒性作用和靶器官，最高无损伤剂量＞11.73 g/kg，相当于夏枯草药材剂量为92.58 g/kg，达到《中国药典》最新规定的夏枯草人体适宜用量下限9 g的600倍，夏枯草人体适宜用量上限15 g的300倍，这显示夏枯草这种兼具药食同源属性的植物具有较好的食用安全性[4]。

四、使用注意

夏枯草味苦、性寒，脾胃寒弱者慎用。

参考文献

[1] 刘盛旺，陈映冰，林静怡，等. 夏枯草对乳腺疾病作用机制概述 [J]. 中国实验方剂学杂志，2022，28(5)：250-255.

[2] 唐爽，柳红芳，李修洋. 夏枯草、黄芩、钩藤治疗肝热型高血压病经验——仝小林三味小方撷萃 [J]. 吉林中医药，2020，40(4)：428-430，433.

[3] 李思思，华川，杨金月，等. 夏枯草治疗自身免疫性甲状腺炎的研究进展 [J]. 现代中西医结合杂志，2021，30(9)：1018-1022.

[4] 赵敏，黄俊明，谭剑斌，等. 夏枯草的急性毒性和亚慢性毒性试验研究 [J]. 中国卫生检验杂志，2017，27(2)：174-178.

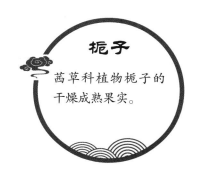

栀子

茜草科植物栀子的干燥成熟果实。

一、临床及配伍应用

1. 治疗热病心烦、躁扰不宁的要药，与淡豆豉配伍，如栀子豉汤（《伤寒论》）。

2. 治疗肝胆湿热郁蒸之黄疸，与茵陈、大黄等配伍，如茵陈蒿汤（《伤寒论》）。

3. 治疗血淋涩痛或热淋证，常与木通、车前子、滑石等配伍，如八正散（《太平惠民和剂局方》）。

二、炮制品的合理使用

1. 生栀子：味苦性寒，长于清热泻火，凉血解毒。多用于治疗温病高热、湿热黄疸、湿热淋证、疮疡肿毒；外治扭挫伤痛。

2. 炒栀子：栀子炒后可缓和苦寒之性，以免损伤脾胃。炒栀子多用于治疗热郁心烦、肝热目赤。

3. 焦栀子：苦寒之性得以缓和，且增强止血作用。焦栀子凉血止血，多用于治疗血热吐衄、尿血崩漏。

三、用法用量

《中国药典》规定栀子的用量为 6 ~ 10 g。若服用 30 g 甚至更多的剂量，可能会导致肝脏损伤 [1]。栀子具有保肝利胆作用，但剂量过大或疗程偏长时可出现肝毒性。临床使用栀子时，应根据中医药理论，控制剂量并合理确定相应的疗程。

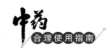

四、不良反应

栀子对肝脏的作用具有两面性：一方面具有保肝利胆作用；另一方面如不正确使用也会导致肝损伤。因栀子造成肝毒性的研究发现，栀子只有在超规定剂量时才会诱发严重的肝毒性。其主要毒性成分是栀子苷。在栀子的不同炮制品中，肝毒性顺序为生栀子＞炒栀子＞姜栀子[2]。任艳青等在研究中发现淡豆豉与栀子配伍可降低肝脏毒性，其机制可能与降低肝细胞的氧化应激水平有关[3]。

五、使用注意

栀子苦寒伤胃，阴血亏虚、脾虚便溏者不宜用。

参考文献

[1] 徐列明，林庆勋. 正确认识中药的肝毒性 [J]. 中华肝脏病杂志，2007，15(7)：534-535.

[2] 杨新荣，窦霞，李国峰，等. 栀子肝毒性防治的研究进展 [J]. 中草药，2022，53(13)：4170-4176.

[3] 任艳青，甄亚钦，李葆林，等. 淡豆豉与栀子配伍降低栀子肝脏毒性的研究 [J]. 中药药理与临床，2017，33(4)：94-97.

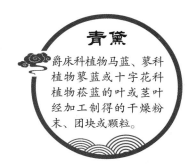

青黛

爵床科植物马蓝、蓼科植物蓼蓝或十字花科植物菘蓝的叶或茎叶经加工制得的干燥粉末、团块或颗粒。

一、临床及配伍应用

1. 用于温毒发斑。常配伍生地黄、牡丹皮。

2. 用于血热妄行的吐血、衄血。常配伍生地黄、牡丹皮、白茅根。

3. 用于痄腮、喉痹。可配伍冰片调敷。

4. 用于火毒疮疡。常配伍蒲公英、紫花地丁、金银花等解毒消疮药。

5. 用于咳嗽胸痛、痰中带血。可配伍瓜蒌、栀子、牡丹皮,如咳血丹。

6. 用于暑热惊痫。常配伍甘草、滑石,如碧玉散。

7. 用于小儿惊风抽搐。常配伍钩藤,如凉惊丸。

二、用法用量

《中国药典》规定青黛的用量为 1 ~ 3 g,宜入丸散。

青黛不宜入汤剂煎服,其理由如下[1]。

(1)有效成分不溶于水。

(2)影响其他饮片的有效成分煎出。青黛是一种很细的粉末,因其不溶于水,使煎液成为混悬液,从而影响了方药中其他饮片的有效成分煎出。

(3)青黛的细小微粒使煎液过滤发生困难。另外,在过滤时由于青黛的细小微粒黏附于药渣表面,而随药渣弃去,或黏在滤材上,使青黛的用量有所减少,影响治疗效果。

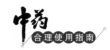

三、不良反应

1. 朱璋佩等通过 90 天的毒性试验，模拟患者长期服药。试验结果证明青黛存在一定的胃肠毒性，主要毒性反应为在给药期间，给药组动物体重增长缓慢及大便量增多，摄食量下降，停药后基本恢复正常。这提示胃肠虚弱或有胃肠道病变的人群应避免使用 [2]。

2. 青黛中所含的靛玉红可引起严重的胃肠道反应，可见腹部绞痛、食欲减退，甚至消化道出血 [3]。

3. 以青黛外用治疗腮腺炎曾出现接触性皮炎的案例，表现为局部肿痛加重、皮肤瘙痒、红肿、皮疹、红斑等现象 [4]。

四、使用注意

1. 孕妇忌用。

2. 胃寒者慎用。

3. 胃炎、胃溃疡、胃出血者慎用。

4. 皮肤过敏者不宜外用。

参考文献

[1] 傅伟云，李培华. 青黛不宜入汤剂煎服 [J]. 时珍国医国药，2002，13(9)：526.

[2] 朱璋佩，石娅萍，闵志强. 青黛大鼠给药 90 天胃肠毒性研究 [J]. 中药与临床，2016，7(1)：45-47.

[3] 张莉，段丽萍，杨卫红，等. 含青黛成分中药导致便血的临床特点及可能致病机制 [J]. 胃肠病学和肝病学杂志，2004，13(2)：161-164.

[4] 周柳娟. 青黛致接触性皮炎二例报告 [J]. 广西中医药，1989(4)：36-34.

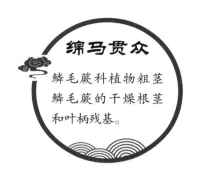

绵马贯众

鳞毛蕨科植物粗茎鳞毛蕨的干燥根茎和叶柄残基。

一、临床及配伍应用

1. 治疗风热感冒：绵马贯众味苦性微寒，既能清气分之实热，又能解血分之热毒，凡温热病邪所致之症皆可用之。用绵马贯众 30 g 水煎服，或与金银花、桑叶配伍，可预防感冒[1-2]。

2. 治疗各种出血症：绵马贯众味苦性微寒，主入肝经，有凉血止血的作用，可单味药研末调服，其炒炭后止血效果增强，临床用于治疗衄血、吐血、便血、崩漏及产后出血等症。

3. 治疗虫疾：可用于驱杀绦虫、钩虫、蛲虫、蛔虫等多种肠道寄生虫，可与驱虫药配伍。

4. 治疗痄腮、温毒发斑、发疹等，可与大青叶、板蓝根、紫草等配伍。

二、炮制品的合理使用

1. 生绵马贯众：长于清热解毒，驱虫。用于治疗疮疡、虫积腹痛。
2. 绵马贯众炭：长于收敛止血，用于治疗崩漏下血。
3. 生绵马贯众、绵马贯众炭的合理使用案例如下。

案例（一）

诊断：风热犯表证。

方药：抗病毒颗粒。板蓝根 20 g，忍冬藤 20 g，山豆根 6 g，射干 6 g，鱼腥草 30 g，重楼 6 g，（生）绵马贯众 10 g，白芷 10 g，青蒿 20 g。

分析：抗病毒颗粒可治疗流感等病毒性疾病，其中生绵马贯众长于清热解毒，驱虫，可用于驱除肠道寄生虫，治疗风热感冒、温热发斑、痄腮、热毒疮疡。

案例（二）

诊断：冲任血热证。

方药：滋肾固冲汤。生地黄 15 g，枸杞子 9 g，山茱萸 9 g，黄柏 9 g，血余炭 9 g，煅牡蛎 30 g，煅龙骨 30 g，龟板 12 g，墨旱莲 12 g，绵马贯众炭 10 g，藕节炭 10 g。

分析：滋肾固冲汤可治疗肾阴不足、崩漏下血、头昏耳鸣，其中绵马贯众炭寒性减弱，长于收敛止血。

三、用法用量

《中国药典》规定绵马贯众的用量为 4.5 ~ 9 g，有小毒；绵马贯众炭用量为 5~10 g，有小毒。

四、不良反应

毒性反应研究表明，绵马贯众的轻度中毒症状包括头痛、头晕、恶心、呕吐、腹泻，严重时可引起谵妄、抽搐、惊厥、昏迷、黄疸和视力损伤。过量服用可能会导致永久性肝肾损伤、昏迷，甚至引发呼吸和心脏衰竭而导致死亡[5]。绵马贯众中的绵马素与头痛、头晕、恶心、呕吐等不良反应有关，具体机制尚不明确[5]。

五、使用注意

使用绵马贯众时，要强调根据患者的年龄和身体状况确定用药剂量。由于脂肪能促进某些化学成分的吸收，肥胖人群在服用含有绵马贯众的药物时，若摄入过量脂肪，可能会增加因药物成分过量而中毒的风险（尽管目前尚未明确具体有毒成分）。因此，服用这类药物期间，须忌食脂肪类食物，解救绵马贯众中毒时也要禁用含油脂类的药物。孕期妇女应谨慎使用绵马贯众，以防流产[3]。肝肾功能不全或脾胃虚弱的患者应酌情减少用量。绵马贯众炮制成绵马贯众炭之后，寒性减轻，止血作用增强，出血时间和凝血时间明显缩短，且疏导不留瘀，除热性血崩之外，使用范围相对更加宽泛[4]，但使用剂量仍然需要慎重。

参考文献

[1] 胡昌江，叶茂，邓世蓉，等.绵马贯众、紫萁和单芽狗脊贯众饮片抗菌及凝血试验对比研究[J].中国药物应用与监测，2004，1(4)：52-54.

[2] 罗仁.单方治流感[N].健康报，2007，28(4).

[3] CHEN K，BERSCHEID A. Safely using TCM herbs： Adverse reactions and precautions[J]. Chinese Journal of Integrative Medicine，2003，9(2)：146-147.

[4] 邢霓，曾倩，王田平.浅析《傅青主女科》巧用贯众炭治血崩[J].湖南中医杂志，2015，31(6)：127-128.

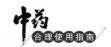

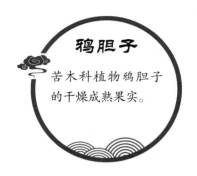

鸦胆子

苦木科植物鸦胆子
的干燥成熟果实。

一、临床及配伍应用

1. 治疗热毒血痢、冷积久痢。可单用本品去皮 20 ~ 50 粒，糖水送服（《医学衷中参西录》）。近代临床用于治疗阿米巴痢疾，采取口服与灌肠并用的方法。

2. 治疗各型疟疾，尤以间日疟及三日疟效果较好，对恶性疟疾也有效。

3. 用于鸡眼赘疣。外用有腐蚀作用，捣烂涂敷患处。

二、用法用量

《中国药典》规定鸦胆子的用量为 0.5 ~ 2 g，用龙眼肉包裹或装入胶囊吞服，有小毒，不宜入煎剂。外用适量。

三、不良反应

1. 毒性反应：鸦胆子有小毒，其毒性成分主要为剧烈的细胞原浆毒，存在于果壳及种仁中，多为水溶性苦味成分，对中枢神经系统具有一定的抑制作用，其急性中毒主要表现为恶心、呕吐、腹泻、食欲不振、头晕、乏力、胃肠道及肝肾功能损害、尿量减少、过敏性休克，严重者则会引起四肢软弱甚至瘫痪。不良反应的发生主要由鸦胆子误服过量及腐蚀赘疣所致。鸦胆子性寒易伤脾胃，且对肝肾皆有损害，内服应严格控制剂量，避免过多服用及误服中毒，以确保临床用药安全 [1]。

2. 过敏反应：其挥发油对皮肤和黏膜有强烈的刺激性。尤其是当外用药物时，如果敷药处的皮肤有破损，更容易引发过敏反应，出现皮肤潮红、肿胀、瘙痒，药疹呈丘疹或荨麻疹样，多伴有气短、心慌、头昏等症状。严重者会发生过敏性休克，表现为面色苍白、出冷汗、呼吸困难、口唇发绀、四肢冰冷、神志昏迷、血压下降[2-5]。

四、使用注意

1. 本品对胃肠道及肝肾均有损害，不宜过量久服。胃肠出血及肝肾病患者忌用。

2. 孕妇及小儿慎用。

3. 过敏体质者内服或外用均慎用。

4. 外用适量。注意用胶布保护好周围正常皮肤，以防止对正常皮肤的刺激，眼及眼睑等重要部位不宜外用鸦胆子。

参考文献

[1] 徐水宇，庄怡雪，张艺勤，等.经典名方中鸦胆子的本草考证[J].中国实验方剂学杂志，2024，30(7)：11-19.

[2] 周忠华，黄性贵.鸦胆子仁外敷致过敏性休克1例[J].中国皮肤性病学杂志，1998(5)：66.

[3] 甘戈，卞蓉蓉，孙骏.35例鸦胆子外用致药品不良反应/事件的文献分析[J].中国药物警戒，2014，11(5)：288-290.

[4] 何国伟，曹颖.鸦胆子外用致肢体肿胀1例[J].北方药学，2012，9(1)：95.

[5] 李金芳，张平.鸦胆子治疗扁平疣致过敏性休克1例[J].中国全科医学，2004，7(6)：394.

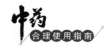

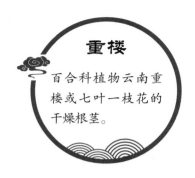

重楼

百合科植物云南重
楼或七叶一枝花的
干燥根茎。

一、临床及配伍应用

1. 重楼为治痈肿疔毒、痄腮喉痹、毒蛇咬伤的要药。用于治疗痈肿疔毒时，可单用为末，醋调外敷，亦可与黄连、赤芍、金银花同用，如夺命丹；治疗痄腮、喉痹，配伍牛蒡子、连翘、板蓝根；治疗瘰疬痰核，与夏枯草、牡蛎、贝母配伍；治疗毒蛇咬伤，常配伍半枝莲，或单用。

2. 用于小儿惊风抽搐。常配伍钩藤、菊花、蝉蜕。

3. 用于跌打损伤、外伤出血。可单用或配伍三七、自然铜。

二、用法用量

重楼有小毒，《中国药典》规定其用量为 3 ~ 9 g。外用适量，研末调敷。

三、不良反应

研究发现，皂苷类成分是重楼的主要毒性成分，用量过大可出现肝损伤。大鼠亚急性毒性实验中，总皂苷用量为 265 mg/kg 时，肝细胞有坏死现象。重楼皂苷的小鼠灌胃给药半数致死量（median lethal dose，LD50）为 2.68 g/kg，具有一定的肝细胞毒作用，对肝线粒体细胞膜有破坏作用。中毒时可见肝组织内有散在组织坏死，周围肝细胞体积增大。[1] 用量过大会出现肝细胞毒性作用，出现肝损伤，肝线粒体细胞膜受损[2]。目前临床上有重楼中毒的报道[3]。

四、使用注意

1. 体虚、无实火热毒、阴证外疡者及孕妇均忌用。

2. 脾胃虚寒、阴虚津伤者慎用。

3. 中病即止，不可多服、久服。

参考文献

[1] 陈清，阎姝. 重楼的药理作用及其毒性反应的研究进展 [J]. 医药导报，2012，31(7)：886-888.

[2] 刘若囡，徐立，时乐，等. 常用皂苷类中药致肝损伤的毒理学研究进展 [J]. 中南药学，2010，8(12)：916-919.

[3] 王庆淑，徐涟. 中西医结合抢救重楼中毒 1 例 [J]. 云南中医学院学报，2003，26(2)：49-50.

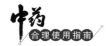

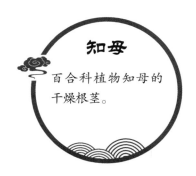

知母

百合科植物知母的干燥根茎。

一、临床及配伍应用

1.用于热病烦渴。善清肺胃气分实热。常与石膏相须为用，如白虎汤。

2.用于肺热咳嗽，阴虚燥咳。用于治疗肺热咳嗽、痰黄黏稠，常配伍瓜蒌、贝母、胆南星；用于治疗阴虚燥咳、干咳少痰，常配伍贝母，如二母散。

3.用于骨蒸潮热。常配伍黄芪，如知柏地黄丸。

4.用于阴虚消渴，肠燥便秘。用于治疗内热津伤、口渴引饮之消渴病，常配伍天花粉、葛根，如玉液汤；用于治疗肠燥便秘，常配伍首乌、当归、麻仁。

二、炮制品的合理使用

1.生知母：长于清热泻火、生津润燥，泻肺胃之火尤宜生用。用于外感热病、高热烦渴、肺热燥咳、内热消渴、肠燥便秘，如治疗温病邪转气分的白虎汤（《伤寒论》）[1]。

2.盐知母：长于滋阴降火，善清虚热。用于肝肾阴虚、虚火上炎之骨蒸潮热、盗汗遗精，如治疗阴虚火旺之潮热盗汗、咳嗽咯血、耳鸣遗精的大补阴丸（《丹溪心法》），治疗梦泄滑精的斩梦丹（《普济方》）[1]。

3.生知母、盐知母的合理使用案例如下。

案例（一）

诊断：气分热盛证。

方药：白虎汤。石膏 50 g，（生）知母 18 g，炙甘草 6 g，粳米 9 g。

分析：白虎汤可治疗温病邪转气分、壮热烦渴、汗出恶热、脉洪大，其中生知母苦寒滑利，具有清热泻火，生津润燥的功效。

案例（二）

诊断：阴虚火旺证。

方药：大补阴丸。盐黄柏 10 g，盐知母 10 g，熟地黄 18 g，龟板 18 g（先煎）。

分析：大补阴丸可治疗阴虚火旺之潮热盗汗、咳嗽咯血、耳鸣遗精，其中盐知母可引药下行，专于入肾，增强滋阴降火的作用。

三、用法用量

《中国药典》规定知母的用量为 6 ~ 12 g。

四、不良反应

知母为苦寒之品，大剂量服用易发生胃肠道反应，如食欲减退、恶心、呕吐等。

五、使用注意

知母性寒滋润，有滑肠之弊，脾虚便溏者忌用。

参考文献

[1] 钟凌云.中药炮制学（新世纪第五版）[M].北京：中国中医药出版社，2021.

第四章

泻下药

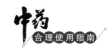

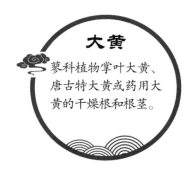

大黄

蓼科植物掌叶大黄、唐古特大黄或药用大黄的干燥根和根茎。

一、临床及配伍应用

1. 大黄性苦味寒，有较强的泻下及泄热作用，能涤荡肠胃，适宜治疗实热积滞之便秘。《药品化义》曰："大黄气味重浊，直降下行，走而不守，有斩关夺门之力。"本品配伍芒硝则泻下之力大增，张仲景《伤寒论》的承气汤类方中大黄是主将，阳明腑实之证缺此不能为功[1]。

2. 大黄苦降，有清热泻火、凉血止血之功效。常与黄连、黄芩配伍，治疗血热妄行之吐血、衄血、咯血，如泻心汤（《金匮要略》）。

3. 大黄有活血逐瘀通经之功效，治疗妇女产后瘀阻之腹痛、恶露不尽，常与桃仁、土鳖虫等配伍，如下瘀血汤（《金匮要略》）。

4. 大黄用于治疗肝胆湿热蕴结之黄疸、尿赤，常与茵陈、栀子配伍，如茵陈蒿汤（《伤寒论》）。

5. 大黄外用能泻火解毒，凉血消肿，治疗热毒痈肿疔疮，常与生甘草共研，酒熬膏外敷，如金黄散（《妇人良方》）。

二、炮制品的合理使用

1. 生大黄：长于攻积导滞，泻火解毒。多用于实热便秘、高热潮热、谵语等。

2. 酒大黄：苦寒泻下作用稍缓，并借酒升提之性引药上行，善清上焦血分热毒。多用于目赤咽肿、齿龈肿痛，如大黄汤（《圣济总录》）[2]。

3. 熟大黄：经酒蒸后，可缓和大黄的泻下作用，腹痛的副作用减弱，活血祛瘀的作用增强，如大黄䗪虫丸治疗瘀血内停。

4. 大黄炭：泻下作用极微，有凉血化瘀止血作用。可用于治疗血热有瘀出血，如十灰散治疗大肠有积滞的大便出血[2]。

5. 生大黄、熟大黄及大黄炭的合理使用案例如下。

案例（一）

诊断：便秘，阳明腑实证。

方药：大承气汤。生大黄9 g（后下），厚朴20 g，枳实15 g，芒硝9 g。

分析：方为大承气汤，可用于治疗热结便秘、潮热谵语，其中生大黄苦寒沉降，气味重浊，走而不守，直达下焦，泻下作用峻烈，具有攻积导滞，泻火解毒的功效。

案例（二）

诊断：瘀血内停证。

方药：大黄䗪虫丸。熟大黄9 g，土鳖虫6 g，水蛭3 g，桃仁10 g，苦杏仁10 g，黄芩10 g，生地黄15 g，炒白芍15 g，甘草6 g。

分析：大黄䗪虫丸治疗瘀血内停，使用熟大黄更合适。大黄经酒蒸后，泻下作用缓和，腹痛之副作用减弱，活血祛瘀的作用增强。

案例（三）

诊断：血热妄行证。

方药：十灰散。大蓟炭10 g，小蓟炭10 g，荷叶炭10 g，侧柏炭10 g，白茅根炭10 g，茜草炭10 g，栀子炭10 g，大黄炭10 g，牡丹皮炭10 g，棕榈炭10 g。

分析：十灰散治疗血热妄行证时，使用大黄炭更合适。大黄炭具有凉血化瘀的作用，可用于治疗血热有瘀出血。

三、用法用量

《中国药典》规定大黄的用量为3～15 g，用于泻下不宜久煎。外用适量，研末敷于患处。

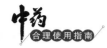

四、不良反应

1. 继发性便秘：大黄中的蒽醌类化合物有刺激性泻下的作用，其所含鞣酸及其他成分又有收敛止泻的作用。如果久服大黄可致肠壁神经感受细胞应激性降低，不能产生正常蠕动和排便反射，形成不服大黄就不能排便的泻药性便秘[3]。

2. 细胞毒性：大黄酚性化合物对人口腔细胞具有毒性，包括人口腔扁平上皮癌细胞、唾液腺肿瘤细胞及正常细胞（牙龈成纤维细胞）[3]。

3. 胃肠道反应：大黄因味苦性寒，长期服用易伤脾胃，可导致食欲减退、腹泻、腹痛、恶心等症状[4]。

4. 免疫抑制：长期服用大黄可导致胸腺、脾、肠系膜淋巴结等免疫器官萎缩变小，重量减轻[4]。

5. 缺铁性贫血：长期服用大黄或大黄制剂，可能导致缺铁性贫血，其原因是大黄的导泻作用会干扰铁的吸收，同时大黄鞣酸与铁结合形成不溶性复合物，也会妨碍铁的吸收[4]。

6. 肝细胞损伤：大黄的肝毒性随着大黄剂量的增加而加剧，主要表现为肝细胞脂肪变性[5]。

7. 肾功能不全：高剂量大黄总蒽醌可致大鼠肾功能不全，毒性反应的靶器官可能主要在肾脏，特别是肾近曲小管，这种毒性反应是可逆的和可恢复的[6]。

8. 遗传毒性：大黄的遗传毒性主要表现在大黄游离蒽醌的致基因突变作用上[7]。

9. 生殖毒性：大黄长期不合理应用可产生一定的生殖毒性，大黄素可能为其毒性物质成分[7]。

10. 致癌：据推断，长期服用大黄有致癌的可能性，且大黄素可能为其主要的致癌成分[7]。

11. 胚胎发育毒性：据推断，在致畸敏感期服用大黄可能会产生毒性，其中大黄素和芦荟大黄素可能是导致大黄具有胚胎毒性的一类物质成分[7]。

五、与西药联用禁忌

1. 不宜与含金属离子的西药联用。大黄与碳酸钙、多糖钙片、氢氧化铝、复方氢氧化铝、硫酸亚铁、碱式碳酸铋等同时使用，可在胃肠道结合，形成难吸收的沉淀物而降低疗效[8]。

2. 不宜与含生物碱的西药联用。大黄中的鞣质可与阿托品、麻黄素、利血平等生物碱生成沉淀物而降低疗效[8]。

3. 不宜与酶制剂联用。大黄中的鞣质与胃蛋白酶、胰蛋白酶等结合可改变后者性质，影响疗效[8]。

4. 不宜与维生素联用。大黄中的鞣质可与维生素 B_1 或维生素 B_6 产生永久性结合物而排出体外[8]。

5. 不宜与洋地黄类西药联用。大黄中的鞣酸能和洋地黄、地高辛等药产生鞣酸盐沉淀，使洋地黄类药物失去活性[8]。

6. 不宜与含氨基比林的西药联用。大黄与索米痛片、氨酚咖那敏片等含氨基比林的药物合用，可产生沉淀物而降低疗效[8]。

7. 不宜与含核黄素、烟酸、咖啡因、茶碱等物质的药物联用。这些药物与大黄素在抑制金黄色葡萄球菌的呼吸及氧化某些氨基酸和糖代谢中间产物的过程中存在竞争拮抗作用[9]。

8. 不宜与复方甘草合剂联用。大黄中的鞣质能与甘草酸反应生成沉淀，影响疗效[9]。

9. 不宜与四环素类抗生素及红霉素、利福平、灰黄霉素、制霉菌素、林可霉素、克林霉素、新霉素、氯霉素、羟基氨苄西林联用[10]。大黄中的鞣质可与其生成鞣酸盐沉淀，不易被吸收，从而降低各自的生物利用度。

六、使用注意

虚弱多病、胃寒血虚、妊娠产后、久病年高者都应慎用或禁用[3]。

参考文献

[1] 董正昌，郝现军.论人参、黑附子、大黄、水蛭、黄连为中药五大将军[J].中医药临床杂志，2011，23(9)：813-814.

[2] 钟凌云.中药炮制学（新世纪第五版）[M].北京：中国中医药出版社，2021.

[3] 李果，肖小河，金城，等.大黄不良反应古今论[J].中华中医药杂志，2007，22(7)：439-442.

[4] 胡平.大黄的毒副反应不容忽视[J].首都医药，2002，(4)：42.

[5] 由田.过量大黄致肝细胞损伤的研究[D].沈阳：中国医科大学，2005.

[6] 张陆勇，江振洲，濮存海，等.大黄总蒽醌对SD大鼠灌胃给药的长期毒性研究[J].中国生化药物杂志，2004，25(4)：206-209.

[7] 赵盼盼，佟继铭，张树峰，等.大黄毒性及其合理应用研究进展[J].湖南中医药大学学报，2016，36(9)：93-96.

[8] 蔡新峰，杨力强，刘春义.浅谈中药大黄与西药的不合理配伍[J].河北中医，1995，(1)：35-36.

[9] 孙保忠，林桂玉，肖文义，等.中药大黄与西药的相互作用[J].中国医院药学杂志，1992，(3)：178-179.

[10] 周占业，卢鹏伟，刘红涛，等.大黄与西药的相互作用[J].临床医学，2002，22(10)：42-43.

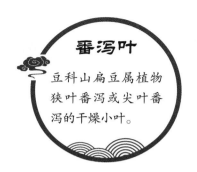

一、临床及配伍应用

1.用于治疗热结便秘、水肿臌胀。如治疗实热积滞、便秘腹胀，可单用泡茶喝，或配伍陈皮，水煎服；或与枳实、厚朴等配伍，以增强泻下除满之功效。

2.用于治疗腹腔积液，可与牵牛子、大腹皮配伍，有泻下行水之功效。

二、用法用量

《中国药典》规定番泻叶用量为2～6 g，后下，或开水泡茶服用，或研末冲服。小剂量可以缓慢泄泻，大剂量则可以攻下通便。

三、不良反应

1.药物依赖性：长期服用番泻叶在停用后会出现戒断症状，与吗啡类的药物依赖性症状相似，如焦虑不安、全身疼痛、失眠、瞳孔放大、面色潮红、厌食等[1]。

2.神经系统毒性：长期服用番泻叶通便，时有头晕，恶心，全身无力、口唇、颜面、四肢麻木[2]。

3.引起肠道器质性狭窄：结肠肿瘤患者应用番泻叶的目的均为肠道镜检前或肠道手术前清理肠道。据报道，有患者在服用番泻叶30 g代茶饮，并与甘露醇口服液同用后，导致低血容量性休克诱发急性肾衰竭而死亡[3]；有患者服用10 g番泻叶代茶饮导致低血容量性休克[4]；还有患者服用番泻叶后出现急性肠梗阻[5]。

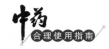

4. 长期应用番泻叶治疗便秘可能会对肝功能造成不同程度的损害，并导致消化道损伤（可能出现腹痛、腹胀、肛门停止排便及排气等情况）、黄疸[6]、过敏性皮疹[7-8]、急性尿潴留[9]。

四、与西药联用禁忌

番泻叶与糖皮质激素联用可导致消化道出血。据报道，某脑瘤患者使用番泻叶 5 g 代茶饮通便的同时静脉滴注地塞米松导致消化道出血。停用番泻叶后继续用地塞米松，未见消化道出血现象。这是由于地塞米松降低了胃黏膜的抵抗力，再服番泻叶便出现消化道出血[10]。

五、使用注意

1. 体虚及孕妇忌服。
2. 慢性肠炎、腹泻患者忌服。
3. 低血压患者不宜大量长期服用。
4. 青光眼患者忌服。

[1] 杨玉福.21 例长期服用番泻叶致依赖性报告 [J].中国中药杂志，1992，17(3)：184-185.

[2] 阿依贤姑.番泻叶慢性中毒 1 例报道 [J].新疆中医药，2002，20(4)：18.

[3] 王生祥，刘中奎，王淑珍.番泻叶与甘露醇口服液致死亡 3 例 [J].中国误诊学杂志，2003，3(7)：1117.

[4] 杨丽娅.番泻叶致严重不良反应 1 例 [J].实用新医学，2002，4(3)：284.

[5] 卢广华，芦广玉.饮服番泻叶导致急性肠梗阻 2 例报道 [J].中国临床医生，2003，31(11)：30.

[6] 曾俊.番泻叶的不良反应 [J].现代医药卫生，2008，24(4)：581.

[7] 王继华，陈华平，冯云萍.番泻叶致过敏性皮疹 1 例 [J].现代医

药卫生，2006，22(17)：2752- 封 3 页 .

[8] 张灵芝，赵素云 . 番泻叶致过敏 1 例 [J]. 河北中医，1991，13(4)：7.

[9] 冯国勤，朱冲霄，郭战利 . 番泻叶致急性尿潴留 1 例 [J]. 新药与临床，1992，11(3)：172.

[10] 武晓勤，孟明明 . 番泻叶与地塞米松合用诱发上消化道出血 1 例 [J]. 中日友好医院学报，2002，14(6)：328.

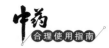

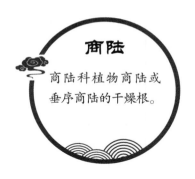

商陆

商陆科植物商陆或
垂序商陆的干燥根。

一、临床及配伍应用

1.用于水湿壅盛之遍身水肿、喘急、小便不利、大便秘结，常配伍赤小豆，商陆峻泻水湿而消肿，赤小豆清热利尿而消肿，且制约商陆之毒性，两药合用，可增强逐水消肿之功效。方如疏凿饮子。

2.用于跌打损伤及疮疡肿痛，常配伍苦参，两药相配，清热燥湿，消肿解毒，可用鲜品捣烂敷患处。

3.用于湿热内蕴所致的腰以下水肿、二便不利，常配伍葶苈子，商陆决壅导滞，行水通便，葶苈子开肺利窍，消痰行水，两药配伍，能通利二便，泄水导滞[1]。

二、用法用量

商陆有毒，《中国药典》规定其用量为 3 ~ 9 g。外用适量，煎汤熏洗。

三、不良反应

1.《本草纲目》："有毒"。

2.毒理试验如下。

（1）半数致死量：小鼠口服商陆煎剂的半数致死量为 28 g/kg；腹腔注射的半数致死量为 1.3 g/kg。小鼠口服商陆酊剂的半数致死量为 46.5 g/kg；腹腔注射的半数致死量为 5.3 g/kg。

（2）毒性反应：商陆煎煮 2 小时后毒性明显降低。实验犬口服生药剂量为 1 g/kg，表现为活动减少、呕吐。商陆毒素的中毒症状包括恶心、呕吐、头痛、烦躁、语言不清、肌肉抽搐、视力模糊、意识不清等。严重者可出现血压下降、昏迷、心搏骤停、呼吸中枢麻痹而死亡。

（3）病理检查：大鼠按生药 5 g/kg 剂量给药，连续 3 周，对心、肝、肾等脏器进行病理检查均未见异常[2]。

3. 临床观察：在常规剂量内水煎服即有腹痛、腹泻反应，如患者只出现腹痛而无腹泻，则有恶心、呕吐症状，全身中毒症状会加重。商陆煎煮时间长，其毒性可减弱。

四、使用注意

孕妇禁用。

参考文献

[1] 李根林，王振亮，王辉. 仲景方药运用法 [M]. 郑州：河南科学技术出版社，2021.

[2] 沈丕安. 中药药理与临床运用 (下册)[M]. 长春：吉林科学技术出版社，2020.

第五章

祛风湿药

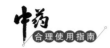

草乌

毛茛科植物北乌头
的干燥块根。

一、临床及配伍应用

用于风寒湿痹、关节疼痛、心腹冷痛、寒疝作痛。常配伍诃子、
甘草，以解草乌毒性[1]。

二、炮制品的合理使用

1. 生草乌：有大毒，多外用。用于喉痹、痈疽、疔疮、瘰疬，
如治疗痈疽肿毒的草乌揭毒散（《景岳全书》）。

2. 制草乌：毒性较生草乌有所降低，可内服。用于风寒湿痹、
关节疼痛、心腹冷痛、跌打疼痛，如治疗寒湿痹痛的小活络丹（《全
国中药成药处方集》）。

三、用法用量

《中国药典》规定生草乌不宜内服，多外用；制草乌用量为
1.5 ～ 3 g，宜先煎、久煎。

据报道，个别对乌头碱敏感的患者服用制草乌 2 g 即出现口唇麻
木、胸闷心慌等不良反应。所以对初诊患者应按《中国药典》规定
的最小剂量开始，根据患者服药后的反应逐渐增加用量，中病即止[2]。

四、不良反应

过量服用制草乌可导致中毒，中毒发作迅速，多在进食后 3 ～ 5
分钟即有不良反应出现，稍长者为 2 小时。以出现口唇、舌、面部
发麻症状为主要特征，同时可见心悸、胸闷及腹痛、呕吐症状，严

重者可发生心肌损害、肾衰竭、四肢抽搐、神志不清、休克或中毒性脑病而死亡[3]。

五、配伍禁忌

1.不宜与半夏、瓜蒌、瓜蒌子、瓜蒌皮、天花粉、川贝母、浙贝母、平贝母、伊贝母、湖北贝母、白蔹、白及同用。

2.不宜与麻黄配伍,因麻黄碱可加重乌头碱对心脏的毒性作用[4]。

六、使用注意

1.服草乌期间忌饮酒。因草乌所含剧毒成分为双酯型生物碱,易溶于醇,且吸收较快,较小量即易发生中毒,故服药期间忌饮酒[5]。

2.房室传导阻滞患者忌用。草乌中含有乌头碱,乌头碱本身无强心作用,但对心脏毒性较强,所以房室传导阻滞患者极易中毒,造成心房纤颤[5]。

参考文献

[1] 张荣,李晓波,段美美. 不同比例甘草诃子配伍制草乌对其次乌头碱含量的影响 [J]. 时珍国医国药,2013,24(8):2025-2027.

[2] 何华山,段有文.浅议制川、草乌的不良反应 [J].光明中医,2001,16(4):61-62.

[3] 王丹,贾德贤,李真真,等.草乌的安全性评价与风险控制措施的探讨 [J].中国中药杂志,2018,43(15):3093-3100.

[4] 王瑞玲,王宪法,李乃谦,等.川乌、草乌中毒原因及救治方法 [J].中国药学杂志,2001,(05):66-67.

[5] 凌珊,龚千锋.草乌的研究进展 [J].江西中医学院学报,2011,23(3):90-94.

川乌

毛茛科植物乌头的
干燥母根。

一、临床及配伍应用

1.用于风寒湿痹之关节疼痛。治疗寒湿头痛、身痛，以及历节疼痛、不可屈伸，配伍麻黄、白芍、黄芪，如乌头汤（《金匮要略》）；治疗中风之手足不仁、筋脉挛痛，配伍乳香、没药、地龙，如小活络丹（《太平惠民和剂局方》）。

2.用于心腹冷痛，寒疝腹痛。治疗心痛彻背、背痛彻心时，常配伍赤石脂、干姜、花椒，如乌头赤石脂丸（《金匮要略》）；治疗寒疝腹痛、手足厥冷时，与蜂蜜同煎，如大乌头煎（《金匮要略》）。

3.用于跌打伤痛。治疗跌打损伤、骨折瘀肿疼痛时，常配伍自然铜、地龙、乌药，如回生续命丹（《跌损妙方》）。

二、炮制品的合理使用

1.生川乌：有大毒，多外用于风冷牙痛、疥癣、痈肿，如用醋渍后洗患处治痈肿（《外台秘要》）。

2.制川乌：制川乌经炮制后毒性降低可用于治疗风寒湿痹之关节疼痛、麻木不仁及心腹冷痛、寒疝腹痛、跌打肿痛。如治寒疝的乌头煎（《金匮要略》），治寒湿历节、脚气疼痛、不可屈伸的乌头汤（《金匮要略》）。

川乌中的双酯型二萜类生物碱包括乌头碱、新乌头碱、次乌头碱，这些成分既是其主要毒性来源，也是其镇痛和抗炎的有效成分。经过炮制后，这些双酯型二萜类生物碱会被分解破坏，从而降低川乌的毒性，但同时其镇痛和抗炎作用仍然显著。然而，如果炮制过度，导致这些成分完全水解，那么川乌的药效就会降低 [1]。

三、用法用量

1. 生川乌宜外用，有大毒，适量。

2. 制川乌有小毒，《中国药典》规定其用量为 1.5 ~ 3 g，先煎、久煎。

四、不良反应

川乌服用不当可引起中毒，其症状为口舌、四肢及全身麻木，流涎，恶心，呕吐，腹泻，头昏，眼花，口干，脉搏减缓，呼吸困难，神志不清，大小便失禁，血压及体温下降，心律失常，室性期前收缩和窦性停搏等。严重者，可致呼吸衰竭及严重心律失常而死亡 [2]。

五、配伍禁忌

1. 不宜与半夏、瓜蒌、瓜蒌子、瓜蒌皮、天花粉、川贝母、浙贝母、平贝母、伊贝母、湖北贝母、白蔹、白及同用。

2. 不宜与肾上腺素类西药同用，川乌中的乌头碱可增强肾上腺素对心肌的直接作用，同用会产生异位心律。

3. 不宜与强心苷类同用，同用会加重对心肌的毒性。

4. 不宜与嘌呤类利尿剂同用，以免抑制嘌呤类利尿剂的效应。

六、使用注意

1. 生川乌内服宜慎用。孕妇禁用。

2. 制川乌孕妇慎用。

3. 生川乌与制川乌均不宜与酒同用，以防增加其毒性，导致中毒。

参考文献

[1] 刘强强，郭海东，徐策，等 . 川乌毒理作用研究进展 [J]. 中国中医药信息杂志，2012，19(8)：110-112.

[2] 黄婧文 . 中药乌头不良反应原因分析和对策 [J]. 中国药业，2011，20(22)：89-90.

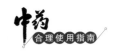

防己

防己科植物粉防己
的干燥根。

一、临床及配伍应用

1. 治疗风湿痹证之湿热偏盛，肢体酸重，关节红肿、疼痛，以及湿热身痛，常与消石、薏苡仁、蚕沙等配伍，如宣痹汤（《温病条辩》）。

2. 治疗风水、脉浮、身重、汗出恶风，常与黄芪、白术、甘草等配伍，如防己黄芪汤（《金匮要略》）。

二、用法用量

1. 《中国药典》规定防己用量为 5 ~ 10 g，煎服。

2. 仝小林用防己配伍黄芪治疗急性期痛风，防己常用剂量为 15 ~ 30 g[1]。黄仕沛认为中风之病多见肝阳上亢，肝阴亏耗，治疗上需滋水以涵木，善于运用续命汤、防己地黄汤、侯氏黑散、风引汤等经方治疗中风。临床上常用防己配伍生地黄、百合治疗阴虚风动型中风。防己祛风透邪，生地黄、百合滋阴养液，三者配伍共奏祛风滋阴之功效，防己常用剂量为 24 ~ 30 g[2]。

三、不良反应

5 ~ 10 g 的粉防己可造成一过性肾功能改变，长期使用较大剂量的粉防己可引起大鼠肝肾损伤[3-4]。

四、使用注意

1. 粉防己苦寒易伤胃气，胃纳不佳及阴虚体弱者慎服。

2. 粉防己，又称汉防己，而马兜铃科植物广防己的根，则通常被称为广防己或木防己。在过去，粉防己和广防己被统称为防己，二者常常混用，并有"木防己长于祛风止痛，汉防己长于利水消肿"之说。但由于广防己含有马兜铃酸，具有肾毒性，为保证用药安全，国家已于 2004 年发布文件停用广防己，以粉防己代之。

参考文献

[1] 刘桂芳，周强. 仝小林治疗高尿酸血症和痛风经验 [J]. 中医杂志，2010，51(12)：1072-1073.

[2] 曾丽玲，黄仕沛. 黄仕沛教授治疗中风的学术经验 [J]. 时珍国医国药，2017，28(1)：227-278.

[3] 倪诚. 广防己和粉防己及其配伍黄芪的效毒研究 [D]. 北京：北京中医药大学，2007.

[4] 蔡浙毅，周锦明，葛缘仁. 大剂量粉防己对大鼠肾功能及肾组织形态影响的研究 [J]. 中国医院药学杂志，2005，25(12)：1200-1201.

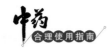

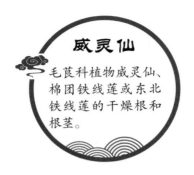

威灵仙

毛茛科植物威灵仙、
棉团铁线莲或东北
铁线莲的干燥根和
根茎。

一、临床及配伍应用

1. 为治疗风湿痹痛之要药。凡风湿痹痛、麻木不仁,无论上下皆可用。常配伍羌活、防风、川芎、姜黄。

2. 可用于治疗诸骨鲠咽。可单用或加砂糖、醋煎汤咽下。

二、用法用量

1.《中国药典》规定威灵仙用量为 6 ~ 10 g。

2. 临床报道威灵仙用途广泛,用量相对灵活,有些用量远远高于《中国药典》的规定剂量。有文献提到,威灵仙水煎服用量为 5 ~ 15 g,治疗骨鲠的用量为 30 ~ 50 g[1]。

3. 另有文献提及,一般威灵仙单次水煎剂量以 15 ~ 30 g 为宜[2],而中毒剂量为 50 g 以上[3]。

4. 临床上运用大剂量威灵仙(30 g 以上)治疗胆石症、肿瘤、腮腺炎、关节炎等多种疾病,取得了一定的疗效[4]。

5. 为避免中毒反应的发生,使用威灵仙时应从小剂量开始,一般以 9 ~ 12 g 为宜[5]。

三、不良反应

威灵仙无论内服还是外用,均可能引发毒副反应,如恶心、腹痛、腹泻及心悸、胸闷、头昏、四肢乏力,严重者可致死亡[6-7]。一般毒副反应时间为用药后 2 小时内。大剂量外用其鲜品时,可产生过敏反应,甚至出现中毒反应。其饮片内服时,可出现中毒反应,当服用量过大，且用醋、酒调服时，更易出现毒副作用[8]。在复方中，若附子与威灵仙联用更易出现毒副作用[5]。威灵仙具有一定的肾毒性，其肾毒性的发生率随年龄的增加呈上升趋势[3]。

四、配伍禁忌

1. 不宜与附子联用，以免中毒。陈勇报道两药联用的 6 例患者均发生了中毒反应[5]。

2. 不宜与酒、醋配伍使用。

五、使用注意

1. 过敏体质者忌用。

2. 外用亦不可大剂量使用。鲜品外用慎用。

3. 多服易伤正气，体弱及气血虚者慎用。

参考文献

[1] 檀艳红. 威灵仙的价值与应用 [J]. 首都医药，2005，12(16)：44.

[2] 章树毅. 威灵仙中毒反应 1 例报告 [J]. 浙江中医学院学报，2000，24(4)：81.

[3] 龚蓓，苏励，董亮，等. 基于大数据的风湿科常用中药饮片肾毒性初探 [J]. 上海中医药杂志，2015，49(3)：7-9.

[4] 王淑华. 大剂量威灵仙临床应用概况 [J]. 实用中医药杂志，2003，19(2)：112.

[5] 陈勇. 附子威灵仙联用易中毒 [J]. 四川中医，1997，15(1)：39.

[6] 李晓红. 威灵仙中毒致心律失常 2 例报道 [J]. 岭南急诊医学杂志，2008，13(1)：53.

[7] 辛永洁，顾莹. 威灵仙及同属几种植物的不良反应 [J]. 陕西中医，1998，(11)：519.

[8] 郑亚平，陈恒晋，沈岚，等. 威灵仙的毒副作用研究 [J]. 上海中医药大学学报，2021，35(04)：1-11.

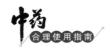

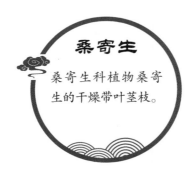

桑寄生

桑寄生科植物桑寄生的干燥带叶茎枝。

一、临床及配伍应用

1. 治疗胎动不安。适用于肾虚型胎动不安，表现为妊娠期腰酸腹痛、胎动下坠及阴道少量流血（又称胎气不安），主要由冲任气血失调、胎元不固所致。临床中常将桑寄生方及其加减方与黄体酮或地屈孕酮联合使用，对备孕、早孕保胎及治疗习惯性流产有较好的作用[1]。

2. 治疗肾虚腰痛。适用于肾虚型、风寒湿痹型腰膝酸软、疼痛，临床表现为腰部和膝部的酸痛无力，同时伴有四肢无力、头晕目眩、视物昏花等症状。

3.《普济方》中寄生散应用桑寄生配伍杜仲，二药合用，补肝肾之力增强，发挥壮筋骨之能，主治肝肾亏虚之腰膝酸痛、下肢痿软。国医大师周仲瑛认为此病不离"肾虚络痹"的病机，自拟骨痹方，以桑寄生补肝肾、强筋骨、鸡血藤养肝血、柔筋脉、和血络，二者共为君药，补肾养血、蠲痹通络。治疗膝骨关节炎证属痰瘀互结、肾虚血亏者，桑寄生常用剂量为 15 g[2]。

二、用法用量

1.《中国药典》规定桑寄生用量为 9 ～ 15 g，内服，煎汤。

2. 经验用法与用量：汤剂中桑寄生用量为 9 ～ 60 g，临床常用 10 ～ 30 g，丸散剂中桑寄生用量为 1 ～ 2.4 g。起补肝肾、安胎元之功效，可配伍菟丝子、续断、土茯苓、龟板，治疗妇科疾病（如肾虚滑胎、胎动不安等），常用剂量为 10 ～ 30 g；奏祛风湿、强筋骨之功效，可配伍杜仲、独活治疗类风湿关节炎、创伤性骨折后骨质疏松症等，常用剂量为 10 ~ 15 g。

三、不良反应

使用低（0.5 mg/mL）、中（1 mg/mL）、高（2 mg/mL）剂量的桑寄生水煎液，对无特定病原体的成年昆明种小鼠进行灌胃，体外致畸试验结果表明，高剂量（2 mg/mL）的桑寄生有一定的细胞毒性，能抑制细胞的增殖，但在器官水平上并未发生畸变；使用低（10 g/kg）、中（20 g/kg）、高（40 g/kg）剂量的桑寄生水煎液，对无特定病原体的成年昆明种小鼠进行灌胃，体内致畸试验结果表明，高剂量（40 g/kg）的桑寄生灌胃小鼠胚胎肝微核率、骨髓微核率和发生畸变的精子数目较其他各组显著升高。桑寄生用药剂量达到人体用药剂量 0.3 g/kg 的 66.7 倍时才体现一定遗传毒性，达到人体用药剂量的 133.3 倍时具有潜在的胚胎发育毒性作用[3-4]。

四、使用注意

1. 昏迷者禁用。
2. 婴幼儿忌用。
3. 尿频及遗尿者、过敏体质者慎用。

参考文献

[1] 李立章，夏玉苹，巫文鑫，等.中药桑寄生的应用特点与临床研究概况 [J].广西医学，2021，43(22)：2733-2737.

[2] 周学平，方樑，张硕，等.国医大师周仲瑛从肾虚络痹辨治骨关节炎经验述要 [J].中华中医药杂志，2018，33(3)：948-951.

[3] 刘星，李丽娟，徐秀英，等.桑寄生水煎液对小鼠胚胎肢芽生长发育及 Tbx2 和 BMP-2 基因表达影响 [J].毒理学杂志，2017，31(2)：109-114.

[4] 刘茂生，李啸红，张宏，等.桑寄生水煎液对 SD 孕鼠及胚胎发育的影响 [J].中国优生与遗传杂志，2013，21(11)：105-107.

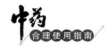

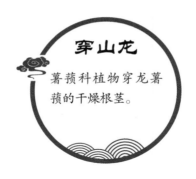

穿山龙

薯蓣科植物穿龙薯蓣的干燥根茎。

一、临床及配伍应用

穿山龙可祛风除湿，舒筋通络，活血止痛，止咳平喘。用于风湿痹痛之关节肿胀、疼痛麻木、跌打损伤、闪腰岔气、咳嗽气喘。

穿山龙通过配伍适用于风湿痹证之多种类型的关节肿痛。临床以关节的红、肿、热、痛为主要表现，伴或不伴关节不利、僵硬、变形等，见于西医的痛风性关节炎、类风湿关节炎、强直性脊柱炎等疾病。《素问·痹论》记载："风寒湿三气杂至，合而为痹也。"风湿痹证多由外邪阻滞经络、闭阻气血所致，穿山龙恰可祛风除湿、活血通络止痛。仝小林在临床使用穿山龙发挥其类激素的作用，常配伍豨莶草、鸡血藤、制乳香、制没药以活血通络，缓解关节疼痛症状[1]。国医大师朱良春认为穿山龙药性微寒，尤其适用于热痹，但经配伍亦可用于寒痹、湿痹、虚痹等[2]；与石膏、知母、忍冬藤等配伍，适用于热痹；与麻黄、桂枝配伍，适用于寒痹；与羌活、苍术配伍，适用于湿痹；与山药、熟地黄、桑寄生等配伍，适用于痹证日久兼有体虚者。

二、用法用量

《中国药典》规定穿山龙的用法与用量：9～15 g；也可制成酒剂饮用。

三、不良反应

穿山龙的不良反应少见。以穿山龙提取的水溶性甾体皂苷为主组成的薯蓣皂苷片可导致恶心、呕吐、上腹部不适感及腹胀等症状，长期服用可能导致个体性肝功能损害[3]。

四、使用注意

穿山龙在临床应用中的安全性较高，本草类古籍中未言明穿山龙具有毒性，无特殊的配伍禁忌及不适用人群。建议根据患者的年龄、病情、预后，在保障疗效性和安全性的基础上，选择最佳量效关系，提高临床疗效。

参考文献

[1] 田卫卫，魏燕. 仝小林教授运用穿山龙经验 [J]. 吉林中医药，2020，40(5)：589-592.

[2] 谢榆，汪悦，纪伟. 朱良春应用穿山龙经验 [J]. 山东中医杂志，2013，32(6)：434-435.

[3] 王国平，王有莲，孙彦斌，等. 薯蓣皂苷片导致肝功能损害6例临床分析 [J]. 中国药物与临床，2011，11(2)：190-191.

第六章

化湿药

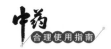

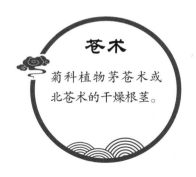

苍术

菊科植物茅苍术或
北苍术的干燥根茎。

一、临床及配伍应用

1. 用于湿阻中焦、脾失健运而致的脘腹胀闷、呕恶食少、吐泻乏力、舌苔白腻等症，常与厚朴、陈皮等配伍，如平胃散（《太平惠民和剂局方》）。

2. 用于脾虚湿聚、水湿内停所致的痰饮或外溢的水肿，可与茯苓、泽泻、猪苓等利水渗湿药同用，如胃苓汤（《证治准绳》）。

3. 用于湿热痹痛，可配伍石膏、知母等清热泻火药，如白虎加苍术汤（《普济本事方》）。

4. 用于下部湿浊带下、湿疮、湿疹等，与龙胆、黄芩、栀子等清热燥湿药配伍。

5. 用于风寒表证挟湿者，常与羌活、白芷、防风等配伍，如神术散（《太平惠民和剂局方》）。

二、炮制品的合理使用

1. 生苍术：燥湿、祛风、散寒力强，治疗肢体关节疼痛、风湿在表等宜生用，如治疗风寒夹湿之感冒的九味羌活汤（《此事难知》）。

2. 麸炒苍术：长于健脾和胃。常用于治疗脾胃不和、痰饮停滞所致的脘腹胀满不舒、青盲、雀目，如治疗脾胃不和的平胃散和痰饮内停的不换金正气散（《太平惠民和剂局方》）。

3. 焦苍术的辛燥之性大减，功效以固肠止泻为主。常用于治疗脾虚泄泻、久痢，以及妇女的淋带白浊，如治疗脾虚泄泻的椒术丸（《素问病机气宜保命集》）。

4.生苍术、麸炒苍术及焦苍术的合理使用案例如下。

案例（一）

诊断：感冒，风寒挟湿证。

方药：九味羌活汤。羌活 9 g，防风 9 g，（生）苍术 9 g，细辛 3 g，川芎 6 g，白芷 10 g，生地黄 10 g，黄芩 10 g，甘草 6 g。

分析：此方可治疗风寒挟湿之感冒，生苍术温燥而辛烈，燥湿，祛风，散寒力强。可用于风湿痹痛、肌肤麻木不仁、脚膝疼痛、风寒感冒所致的肢体疼痛、湿温发热及肢节酸痛等症。

案例（二）

诊断：胃痞，湿滞脾胃证。

方药：平胃散。麸炒苍术 10 g，厚朴 10 g，陈皮 10 g，炒甘草 6 g。

分析：此方中使用麸炒苍术，苍术经麸炒后辛味减弱，燥性缓和，气变芳香，增强了健脾和胃的作用。

案例（三）

诊断：泄泻，脾虚证。

方药：椒术丸。焦苍术 15 g，川椒 10 g。

分析：焦苍术长于固肠止泻，可用于脾虚泄泻、久痢，淋带白浊。

三、用法用量

《中国药典》规定，苍术用量为 3 ~ 9 g。

四、不良反应

临床观察表明，苍术本身无毒，但长期过量服用有口鼻咽干、眩晕、皮肤潮红、心率加快、排尿困难、烦躁等不良反应[1]。

五、使用注意

阴虚内热、气虚多汗者忌用。

参考文献

[1] 陈小清.苍术临床用药不良反应实例分析 [J].内蒙古中医药，2014，33(13)：49.

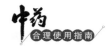

佩兰

菊科植物佩兰的干
燥地上部分。

一、临床及配伍应用

1. 治疗湿阻中焦证，常与藿香相须为用，并配伍苍术、厚朴等芳香化湿药。

2. 治疗脾经湿热之口中甜腻、多涎、口臭等症，常与藿香配伍。

3. 治疗暑湿表证，常与藿香、荷叶、青蒿等配伍。

二、用法用量

1.《中国药典》规定佩兰用量为 3 ~ 10 g。

2. 汤剂中临床上佩兰的最大用量不宜超过 20 g，常用剂量为 6 ~ 15 g，散剂为 0.2 ~ 0.7 g[1]。

3. 张伯礼治疗发作于长夏季节，多因外湿引动内湿之克罗恩病时，佩兰用量为 12 g[2]。

4. 张志远治疗湿浊中阻引起的厚腻苔时，佩兰用量多为 9 ~ 18 g[3]。

三、不良反应

佩兰含有吡咯里西啶类生物碱，大部分吡咯里西啶类生物碱具有肝毒性、肾毒性、致瘤和致突变等毒性作用。经风险评估认为短时间内服用佩兰及其相关制剂不会引发健康风险，但长时间使用此类药物可能会对人体健康构成较大的威胁，在临床使用中仍须提高警惕[4]。

参考文献

[1] 曾庆明，曾方兴，张海宇，等 . 佩兰的临床应用及其用量探究 [J]. 吉林中医药，2021，41(8)：1086-1089.

[2] 赵梦瑜，王凯，吕玲，等 . 张伯礼教授治疗克罗恩病验案一例 [J]. 天津中医药大学学报，2019，38(1)：6-8.

[3] 张志远 . 厚腻舌苔用佩兰菖蒲 [J]. 辽宁中医杂志，1992(3)：14.

[4] 张燕 . 佩兰中吡咯里西啶类生物碱的分析检测及体外神经毒性研究 [D]. 北京：北京中医药大学，2021.

第七章

利水渗湿药

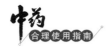

金钱草

报春花科植物过路黄的干燥全草。

一、临床及配伍应用

1. 用于胆腑郁热型黄疸，临床表现为身目发黄、黄色鲜明，上腹、右胁部胀闷疼痛，牵引肩背，身热不退，尿黄赤，大便秘，苔黄、舌红，脉滑弦数。全小林院士常用金钱草治疗胆汁淤积合并胆管结石性黄疸等，金钱草用量可为 15～90 g，具体视其胆道淤阻情况而定，若要达排石之功效则需 45～90 g[1]。临床研究表明，金钱草青黛汤治疗淤胆型肝炎患者的黄疸时，方中用 50 g 金钱草为君药，配以 8 g 青黛等，疗效良好[2]。

2. 用于下焦湿热型尿道刺激征，临床表现为尿频，尿急，尿痛，排尿时小便艰涩、淋漓不尽，下腹有坠胀感，持续或反复腰膝酸软，腰痛，舌红、苔黄腻，脉滑数。国医大师张大宁治疗慢性泌尿系感染时，症见尿频、尿急、尿痛者，常用金钱草 30 g 配伍败酱草以加强清热通淋之功效[3]。蒋旭荻自拟五草汤为基本方治疗慢性泌尿系感染时，金钱草用量为 10～30 g，疗效良好[4]。金亚明等[5]研究表明，金钱通淋口服液（金钱草、石韦、海金沙、忍冬藤、白茅根）治疗下焦湿热型淋证，可有效改善症状。此外，金钱草清热通淋之力温和而不致通利太过，故还可用于妊娠期的尿路感染[6]。

二、用法用量

《中国药典》规定金钱草用量为 15～60 g。

三、不良反应

金钱草的毒性极低，不良反应报道较少，偶有金钱草导致接触性皮炎和过敏反应的个案报道，如外用金钱草鲜品煎水熏洗关节后出现接触性皮炎[7]，偶见金钱草引起过敏[8]。

四、使用注意

1. 凡阴疽诸毒、脾虚泄泻者，忌捣汁生服。
2. 过敏体质者慎服。

参考文献

[1] 杨浩宇，王新苗，顾成娟，等.茵陈、赤芍、金钱草治疗胆汁淤积及转氨酶升高经验——仝小林三味小方撷萃[J].吉林中医药，2020，40(1)：18-20.

[2] 黄光荣，赵勤国.金钱草青黛汤治疗淤胆型肝炎48例[J].新中医，1994，(4)：48.

[3] 史卓，徐英，刘婧玮，等.国医大师张大宁治疗慢性泌尿系感染经验[J].中医药通报，2019，18(5)：12-13.

[4] 蒋旭荻.五草汤治疗慢性泌尿系感染76例[J].北京中医，1997(5)：25.

[5] 金亚明，胡仲仪，沈玲妹，等.金钱通淋口服液治疗泌尿系感染[J].上海中医药杂志，2000，34(2)：30-31.

[6] 祁守鑫，柯新桥.治疗妊娠期泌尿系感染应注意哪些方面？[J].中医杂志，1996，(11)：695.

[7] 张量才.四川金钱草引起接触性皮炎12例报告[J].四川中医，1983，(3)：40.

[8] 徐振华.金钱草引起过敏二例报告[J].黑龙江中医药，1994，(2)：35-36.

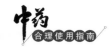

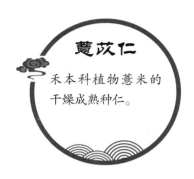

薏苡仁

禾本科植物薏米的干燥成熟种仁。

一、临床及配伍应用

1. 用于小便不利、水肿、脚气、脾虚泄泻，对于脾虚湿滞者尤为适用。常配伍茯苓、白术、黄芪。

2. 用于湿痹拘挛。若风湿身痛发热，常配伍麻黄、杏仁、甘草，如麻杏薏甘汤；若湿郁热蒸，蕴于经络，常配伍滑石、连翘，如宣痹汤。

3. 用于肺痈、肠痈。若肺痈胸痛、咳吐脓痰，常配伍苇茎、冬瓜仁、桃仁，如苇茎汤；若肠痈，常配伍附子、败酱草、牡丹皮，如附子薏苡败酱散。

二、炮制品的合理使用

1. 生薏苡仁：长于利水渗湿，清热排脓，除痹止痛。可用于小便不利、水肿、脚气、肺痈、肠痈、风湿痹痛、筋脉挛急，如治疗风湿痹痛的薏苡仁散（《普济方》）[1]。

2. 炒薏苡仁：长于健脾止泻。可用于脾虚泄泻、纳少腹胀，如参苓白术散（《太平惠民和剂局方》）[1]。

3. 生薏苡仁与炒薏苡仁的合理使用案例如下。

案例（一）

诊断：湿热证。

方药：三仁汤。苦杏仁 10 g，滑石粉 10 g（包煎），通草 6 g，白豆蔻 6 g（后下），竹叶 10 g，厚朴 10 g，生薏苡仁 30 g，清半夏 9 g。

分析：三仁汤可治疗湿温病在气分，湿邪偏盛症，其中所含的生薏苡仁偏寒凉，长于利水渗湿。可用于小便不利、水肿及湿温病在气分。

案例（二）

诊断：泄泻，脾虚湿盛证。

方药：参苓白术散。米炒党参 20 g，炒白术 15 g，茯苓 15 g，炒甘草 6 g，炒薏苡仁 30 g，炒山药 30 g，炒白扁豆 30 g，莲子肉 15 g，桔梗 3 g，砂仁 6 g（后下）。

分析：薏苡仁炒后寒凉之性偏于平和，长于健脾止泻，可用于脾虚泄泻、纳少腹胀。故在此方中用炒薏苡仁较为合适。

三、用法用量

《中国药典》规定薏苡仁用量为 9 ~ 30 g。

四、使用注意

1. 孕妇慎用。
2. 津液不足者慎用。

参考文献

[1] 钟凌云.中药炮制学（新世纪第五版）[M].北京：中国中医药出版社，2021.

第八章

温里药

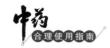

白附子

天南星科植物独角莲的干燥块茎。

一、临床及配伍应用

1. 治疗风痰证的常用药。可治疗中风痰壅之口眼㖞斜、语言謇涩，常与全蝎、僵蚕等配伍。

2. 治疗痰厥头痛、眩晕，常配伍半夏、天南星；治疗偏头痛，与白芷配伍。

3. 治疗瘰疬痰核，可鲜品捣烂外敷。

二、炮制品的合理使用

1. 生白附子：有毒，一般外用。

2. 制白附子：麻辣味被消除，祛风痰的作用增强。多用于偏头痛、痰湿头痛、咳嗽痰多。

三、用法用量

白附子有毒，《中国药典》规定其用量为 3 ~ 6 g，一般宜炮制后用。外用生品适量捣烂，熬膏或研末以酒调敷患处。

四、不良反应

误服、过量服用白附子后，可出现口舌麻辣，咽喉部灼热并有梗塞感、舌体僵硬、语言不清，继则四肢发麻，头晕眼花，恶心呕吐，流涎，面色苍白，神志呆滞，唇舌肿胀，口腔黏膜及咽部红肿，严重者可导致死亡。白附子经生姜、白矾水炮制后，毒性无显著差异，煎煮后，麻辣感消失或降低，但毒性并不降低[1]。

五、使用注意

1. 阴虚、血虚动风或热盛动风者不宜使用。

2. 孕妇慎用。

3. 生品内服宜慎。

参考文献

[1] 钟赣生 . 中药学 [M]. 北京：中国中医药出版社，2015.

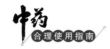

附子

毛茛科植物乌头的
子根加工品。

一、临床及配伍应用

1.用于久病体虚，阳气衰微，阴寒内盛，或大汗、大吐、大泻所致亡阳证之四肢厥逆、脉微欲绝者，常与干姜、甘草配伍，如四逆汤（《伤寒论》）。

2.用于肾阳不足、命门火衰所致的阳痿滑精、宫冷不孕、腰膝冷痛、夜尿频多者，常配伍肉桂、山茱萸、熟地黄等中药，如右归丸（《景岳全书》）。

3.用于寒痹痛剧者，常与桂枝、白术、甘草配伍，如甘草附子汤（《伤寒论》）。

二、炮制品的合理使用

1.生附子：生附子有毒，加工炮制后毒性降低，便于内服。

2.炮附片：以温肾暖脾为主，用于心腹冷痛，虚寒吐泻。

3.淡附片：长于回阳救逆，散寒止痛。

三、用法用量

1.附子有毒，《中国药典》规定其用量为 3 ~ 15 g，先煎、久煎，以口尝至无麻辣感为度。

2.国医大师朱良春提出不同人对附子的耐受性不一样，除危急情况外，附子应当慎用，建议先从小剂量开始，如无反应，可以逐渐递增，大致以 30 g 为度[1]。

3.国医大师李士懋对炮附片的用量为 5 ~ 90 g，初次用量一般不超过 30 g[2]。

4. 仝小林治疗危重疾病所致心肾阳衰欲脱者时，附子可用至 30 ～ 120 g[3]。

5. 李可在破格救心汤中附子的用量为 30 ～ 200 g[4]。

6. 火神派张存悌应用制附子 20 g 时，并不先煎，30 g 以上先煎 1 小时，100 g 以上先煎 2 小时 [5]。

根据以上众医家的附子用量，结合临床经验，认为重剂附子能起沉疴，必要时可用至 30 g 以上，但需注意从 15 g 开始，无毒副反应方可逐渐加量 [6]。为了保证临床用药安全，各医家在附子的服药方式上也有一些调整。现今临床的常规处方为 1 日用量，煎煮 2 次，一般分 2 次服用。仝小林在临床应用中，超《中国药典》规定的用量治疗急危重症时，常嘱患者 1 剂药分次频服，或首剂半量试服，且急病需药浓，只取头煎 [7]。李可重剂应用附子时只煎煮 1 次，对于心力衰竭病危患者，以开水武火急煎，随煎随灌，昼夜连进，也是少量频服的体现 [4]。毒副作用是限制附子用量的最重要因素，先煎、久煎都能减少附子的毒性，少量频用，这样可扩大附子的安全剂量范围。

四、不良反应

附子常见的中毒症状以神经系统、循环系统和消化系统的表现为主，主要表现为恶心，呕吐，腹痛，腹泻，头昏眼花，口舌、四肢及全身发麻、畏寒，严重者可出现瞳孔散大，视觉模糊，呼吸困难，手足抽搐，躁动，大小便失禁，体温及血压下降等，甚至可能导致死亡。附子中含有多种乌头碱类化合物，具有较强的毒性，尤其是对心脏的毒性。但经水解后形成的乌头碱，毒性则大大降低。附子中毒的原因主要是误食或用药不慎（如剂量过大、煎煮不当、配伍失宜等）或个体差异等。因此必须严格炮制，按照规定的用法用量使用，才能保证用药安全。

五、配伍禁忌

不宜与半夏、瓜蒌、瓜蒌子、瓜蒌皮、天花粉、川贝母、浙贝母、平贝母、伊贝母、湖北贝母、白蔹、白及同用。

六、使用注意

1. 附子辛热燥烈，易伤阴动火，故热证、阴虚阳亢者忌用。

2. 孕妇慎用。

3. 生品外用，内服须经炮制。

4. 若内服过量，或炮制、煎煮方法不当，可引起中毒。

参考文献

[1] 何绍奇. 附子温五脏之阳 善用益之 滥用误之——朱良春用附子的经验 [J]. 上海中医药杂志，1998，32(3)：37-38.

[2] 康伟聪，焦云意，国文浩，等. 李士懋运用附子角药配伍规律探析 [J]. 中医杂志，2021，62(5)：390-393.

[3] 逢冰，周强，闫韶花，等. 仝小林运用"药之四维"经验 [J]. 上海中医药杂志，2013，47(8)：1-4.

[4] 傅文录. 李可应用附子经验 [J]. 河南中医，2011，31(8)：849-853.

[5] 张存悌. 火神派的经方法度 [J]. 辽宁中医杂志，2011，38(2)：350-351.

[6] 陈聪爱，王雪茜，程发峰，等. 王庆国教授临证运用附子经验总结 [J]. 现代中医杂志，2021，28(1)：36-39，43.

[7] 沈仕伟，刘文科，于晓彤，等. 仝小林：方药用量论 [N]. 中国中医药报，2016，19(14)：5.

吴茱萸

芸香科植物吴茱萸、石虎或疏毛吴茱萸的干燥近成熟果实。

一、临床及配伍应用

1. 用于厥阴头痛，干呕、吐涎沫，可与生姜、人参等配伍。

2. 用于寒凝气滞之脘腹胀痛，常与小茴香、丁香、檀香等散寒理气药配伍。

3. 用于脾肾阳虚之五更泄泻，常与补骨脂、肉豆蔻、五味子等配伍。

二、炮制品的合理使用

1. 生吴茱萸：有小毒，多外用。

2. 制吴茱萸：毒性降低，燥性缓和，用于厥阴头痛、寒疝腹痛、寒湿脚气、吞酸呕吐、五更泄泻等。

3. 盐吴茱萸：盐制引药下行，入肾经，可增强疗疝止痛的功效。

三、用法用量

1. 吴茱萸有小毒，《中国药典》规定其用量为 2 ~ 5 g。外用适量。

2. 仝小林使用吴茱萸温脾阳时，其常用剂量为 6 ~ 15 g；用于治疗胃热时，加用黄连，吴茱萸的常用剂量为 3 ~ 9 g[1]。

3. 张鹏等通过搜集古医籍及现代医家的临证经验和临床应用，总结出吴茱萸在治疗消化系统疾病时，临床用量范围为 1 ~ 10 g[2]。但是吴茱萸可引起肝功能中谷丙转氨酶、谷草转氨酶等指标异常，使用时需要监测肝功能[3]。

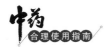

四、不良反应

吴茱萸中毒后主要表现为强烈的腹痛、腹泻、视物模糊、出现错觉、脱发、胸闷、头痛、眩晕或猩红热样药疹。吴茱萸中毒的主要原因是剂量过大或使用生品。

五、使用注意

阴虚火旺者慎用。

参考文献

[1] 顾成娟，吴学敏，王涵.黄芪、吴茱萸、黄连治疗慢性浅表性胃炎（虚寒型）经验——仝小林三味小方撷萃[J].吉林中医药，2020，(5)：565-567.

[2] 张鹏，毕超然，朴春丽.吴茱萸的临床应用及其用量探究[J].吉林中医药，2019，39(2)：177-180.

[3] 黄伟，孙蓉，李晓宇.吴茱萸挥发油多次给药致小鼠肝毒性"量－时－毒"关系研究[C]∥2013年中国药学大会暨第十三届中国药师周论文集.南宁：中国药学会，2013：1-12.

第九章

理气药

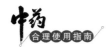

一、临床及配伍应用

1. 用于脾胃气滞证。木香为行气止痛之要药,可治疗脾胃气滞之脘腹胀满、食少便溏,常配伍党参、白术、陈皮,如香砂六君子汤。

2. 用于泻痢、里急后重。木香为治疗湿热泻痢、里急后重之要药,常配伍黄连,如香连丸。若治疗饮食积滞的脘腹胀痛、大便秘结或泻而不爽,可配伍槟榔、青皮、大黄,如木香槟榔丸。

3. 用于腹痛、胁痛、黄疸,常配伍郁金、大黄、茵陈。木香在现代临床中对治疗胆石症、胆绞痛具有一定疗效。

二、炮制品的合理使用

1. 生木香:行气作用强,可用于脘腹胀痛,如木香槟榔丸(《儒门事亲》)、大香连丸(《太平惠民和剂局方》)。

2. 煨木香:固肠止泻作用强,可用于脾虚泄泻、肠鸣腹痛,如泻痢导滞散(《全国中药成药处方集》)。

3. 生木香、煨木香的合理使用案例如下。

案例(一)

诊断:积滞内停证。

方药:木香槟榔丸。生木香10 g,槟榔20 g,青皮10 g,陈皮10 g,炒枳壳10 g,黄连5 g,黄柏10 g,大黄6 g(后下),香附10 g。

分析:方中运用生木香,其行气作用强,对于治疗脘腹胀痛有较好的疗效。

案例（二）

诊断：泄泻，脾气虚证。

方药：七味白术散。煨木香 6 g，人参 6 g，茯苓 12 g，炒白术 12 g，甘草 3 g，藿香 12 g，葛根 15 g。

分析：七味白术散多用于脾虚泄泻、肠鸣腹痛等，其中木香主含挥发油，煨木香由于炮制后除去部分油质及改变挥发油的性质，可增强对肠蠕动的抑制作用，故实肠止泻作用增强。

三、用法用量

1.《中国药典》规定木香用量为 3 ~ 6 g。

2.李赛美应用木香配伍逍遥散，治疗经前乳房胀痛，木香引药入脾，或入气分，寓行气生血之妙，用量多为 6 g[1]。

3.仝小林用葛根芩连汤合木香等治疗肠道湿热型痢疾（直肠炎）。腹泻实证多以湿热证为主，黄连为清热燥湿之剂，配伍行气之木香可达到清热燥湿、行气止痛之效。木香用量为 15 g[2]。

4. 傅延龄提出功能失调性子宫出血多以虚为本，非见血止血，应以补肾益气健脾、调固冲任为大法。偏于脾虚者常用木香配伍党参、黄芪、白术，木香起到健脾的作用，或可能因"补而致壅"引起腹胀，故常佐以木香等行气之药，使补而不滞。木香用量多为 5 g[3]。

四、不良反应

长期服用木香可影响神经系统、消化系统、循环系统，出现头晕、精神萎靡、心慌等症状[4]。药理研究发现，其挥发油的各内酯部分均有不同程度抑制心脏的作用，对血管有明显的扩张作用。有报道称，1 例肝癌患者在无任何出血现象和征兆时服用了过量（80 g）的木香煎汤后不到 9 小时便开始大出血，经全力救护，于 18 小时内死亡。这说明木香促使该患者的食管、胃底等处静脉快速大面积破裂，并且对心脏起到一定的抑制作用，使患者在发病过程中的心率一直在 76 次 / 分以下。从祖国医学的角度看，木香行气，行气便可活血，但行气过度则可破血，从而诱发该肝癌患者大出血[5]。

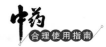

五、使用注意

1. 气虚、津亏者及孕妇均慎用。

2. 阴虚火旺、有出血倾向者忌用。

参考文献

[1] 陈靖雯. 李赛美柴胡类方临床运用多媒体数据库建立与研究 [D].
广州：广州中医药大学，2012.

[2] 陈欣燕，连凤梅，郭允，等. 葛根芩连汤治疗腹泻的临床用量分
析 [J]. 中医杂志，2013，54(4)：332-335.

[3] 陈丽名，王倩，倪胜楼，等. 关于功能失调性子宫出血的治疗经
验浅谈 [J]. 环球中医药，2015，8(2)：239-241.

[4] 张珂炜，曾方兴，朱瑞雪，等. 木香临床应用及其用量 [J]. 吉林
中医药，2019，39(3)：301-304.

[5] 洪晓玲，刘丰. 木香用量过大诱发肝癌大出血救护失败 1 例报告
[J]. 中医药导报，2007，13(10)：52.

川楝子

楝科植物川楝的干燥成熟果实。

一、临床及配伍应用

1. 为治疗肝郁气滞疼痛的良药，尤其善治肝郁化火诸痛症。
2. 治疗蛔虫等引起的腹痛，每与槟榔、使君子等驱虫药配伍。

二、炮制品的合理使用

1. 生川楝子：有小毒，长于杀虫、疗癣，兼能止痛。可用于治疗虫积腹痛、头癣。

2. 炒川楝子：可缓和苦寒之性，降低毒性，减少滑肠之弊，以疏肝理气止痛力胜。用于胁肋疼痛及胃脘疼痛。

3. 盐川楝子：引药下行，作用专于下焦，长于疗疝止痛。常用于疝气疼痛、睾丸坠痛。

三、用法用量

川楝子有小毒，《中国药典》规定其用量为 5 ~ 10 g。外用适量，研末调涂。

四、不良反应

川楝子的主要毒性成分是川楝素、苦楝萜酮内酯等。中毒较轻时，可见头晕、头痛、嗜睡、恶心、呕吐、腹痛等；严重时会出现呼吸中枢麻痹、中毒性肝炎、内脏出血、精神失常等。肝毒性是川楝子最常见的毒性，川楝子的毒性成分川楝素在体内蓄积，且肝脏蓄积量比其他组织高，肝脏的病理变化也比其他组织器官明显[1-2]。川楝

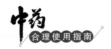

子还具有较强的肾毒性及生殖毒性[3]。

五、使用注意

1. 辨别品种。注意区分川楝子与苦楝子，苦楝子是楝科植物楝树的干燥成熟果实，部分地区常作为川楝子入药，常用量为 3 ~ 10 g，毒性较川楝子大，剂量过大容易出现恶心、呕吐，甚至死亡等不良反应[4]。

2. 注意量程。川楝子超剂量服用容易产生急性毒性，超疗程服用容易产生蓄积性中毒。临床用量宜控制在 5 ~ 10 g，服用含川楝子复方药的疗程应控制在 1 ~ 2 周，若超剂量或超疗程服用时，应定期检测肝肾功能。

3. 川楝子性寒，脾胃虚寒者慎用。

参考文献

[1] 蔡永敏.最新中药药理与临床应用 [M].北京：华夏出版社，1999.

[2] 王希海.中草药引起中毒性肝病的病理变化 [J].临床肝胆病杂志，1997，(3)：16-19.

[3] 王昆阳，聂安政.中药川楝子药理毒理探讨与合理用药思考 [J].中华中医药学刊，2022，(3)：54-58.

[4] 熊彦红，陈德兴.川楝子与苦楝子考证 [J].中华实用中西医杂志，2006，19(24)：2937-2939.

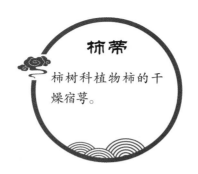

柿蒂

柿树科植物柿的干燥宿萼。

一、临床及配伍应用

主治多种病因所致的呃逆。

1.因寒者，当温胃散寒，降逆止呃，本品可配伍丁香、生姜，如丁香柿蒂散。

2.因热者，当清胃降火，降逆止呃，本品可配伍竹茹、黄连，如竹茹黄连柿蒂汤。

3.因痰浊内阻，上逆犯胃作呃者，可用平胃二陈汤加柿蒂。

4.因气虚呃逆者，则可配伍人参、丁香，即柿钱散。

5.因命门火衰，元气暴脱，上逆作呃者，又可与附子、人参、丁香配伍，如丁附柿蒂散[1]。

二、用法用量

《中国药典》规定柿蒂用量为 5 ~ 10 g。

三、不良反应

1.《本草纲目》："无毒"。

2.临床观察：柿蒂无毒。在常规剂量内水煎服无不良反应，长期服用或大剂量 15 g 以下水煎服也没有明显的不良反应[2]。

四、与西药联用禁忌

1.柿蒂鞣质含量较高，不宜与强心苷、氨基比林及含维生素 C、亚铁盐等的西药同服，因其易在胃内形成难溶性的化合物，影响药物吸收，降低药效。

2.不宜与维生素 B 联用，因为两者合用时会在体内永久性地结合，导致药物难以被吸收。未被吸收的药物会直接从体内排出，从而降低药物的功效。

3.不宜与胃蛋白酶、胰酶、淀粉酶等酶类制剂联用，若联用会产生相互作用，发生沉淀，使药效降低[3]。

五、使用注意

孕妇勿用[4]。

参考文献

[1] 张穗坚.中国地道药材鉴别使用手册(上册)[M].广州：广东旅游出版社，2002.

[2] 沈丕安.中药药理与临床运用(上册)[M].长春：吉林科学技术出版社，2020.

[3] 北京市卫生局.北京地区医疗机构处方集(中药分册)[M].上海：第二军医大学出版社，2011。

[4] 程丑夫.气证论[M].长沙：湖南科学技术出版社，2021.

枳实

芸香科植物酸橙及其栽培变种或甜橙的干燥幼果。

一、临床及配伍应用

1. 用于食积证、胃肠热结气滞证。治疗饮食积滞、脘腹痞满胀痛，常配伍山楂、麦芽、神曲；治疗热结便秘，常配伍大黄、芒硝、厚朴，如大承气汤；治疗湿热泻痢、里急后重，常配伍黄芩、黄连，如枳实导滞丸。

2. 用于痰滞胸脘痞满、胸痹结胸。治疗胸阳不振、痰阻胸痹，常配伍薤白、桂枝、瓜蒌，如枳实薤白桂枝汤，现代用以治疗冠心病心绞痛，有一定疗效；治疗痰热结胸，常配伍黄连、瓜蒌、半夏，如小陷胸加枳实汤；治疗心下痞满之食欲不振，常配伍半夏、厚朴，如枳实消痞丸。

二、炮制品的合理使用

1. 生枳实：力峻，以破气化痰为主。常用于胸痹、痰饮，如治疗痰浊内阻、胸阳不振、胸痹疼痛的枳实薤白桂枝汤（《金匮要略》），治疗痰厥吐逆、头晕目眩的导痰汤（《严氏济生方》）。

2. 麸炒枳实：善于散结消痞。用于食积胃脘痞满、积滞便秘、湿热泻痢，如治疗食积不化而脘腹胀满的枳术丸，治疗下痢泄泻的枳实导滞丸（《内外伤辨惑论》），治疗大肠热结、便秘腹满的大承气汤（《伤寒论》）。

3. 生枳实、炒枳实的合理使用案例如下。

案例（一）

诊断：胸痹，痰浊闭阻证。

方药：枳实薤白桂枝汤。生枳实 12 g，厚朴 12 g，薤白 9 g，桂枝 3 g，瓜蒌 12 g。

分析：枳实薤白桂枝汤可治疗痰浊内阻、胸阳不振、胸痹疼痛，其中生枳实性较峻烈，以破气化痰为主，但破气作用强，有损伤正气之虑，适宜气壮邪实者，用于胸痹、痰饮，近年也用于胃下垂、子宫脱垂、脱肛。

案例（二）

诊断：阳明腑实证。

方药：大承气汤。大黄 10 g（后下），厚朴 15 g，麸炒枳实 15 g，芒硝 9 g（冲服）。

分析：大承气汤可治疗大肠热结、便秘腹满，方中麸炒枳实可缓和其原本的峻烈药性，从而避免损伤正气，同时它在散结消痞方面具有较强的效力。

三、用法用量

《中国药典》规定枳实用量为 3 ～ 10 g。

四、不良反应

大剂量服用枳实可发生流涎、腹胀等不良反应。

五、与西药联用禁忌

1. 枳实含橙皮苷等黄酮类化合物，不宜与单胺氧化酶抑制剂联用，以免发生颜面潮红、血压升高等"酪胺反应"。

2. 不宜与洋地黄类强心苷联用，以免加剧其毒性，引起心律失常。

六、使用注意

1. 枳实性寒味苦，消积破气之力猛烈。不宜用于脾胃虚弱而无积滞及体质虚弱者；久病体虚、食少、纳呆者忌大量久服。

2. 枳实水煎剂和醇提取液均有显著持久的升血压作用，故高血压者忌过量或单味药久服。

3. 枳实能增强小肠平滑肌兴奋作用，故消化不良、长期腹泻者不宜大量长期服用，以免加重病情。

4. 枳实能显著地兴奋子宫平滑肌，增加子宫平滑肌张力，甚至引起强直性收缩，故孕妇、先兆流产者禁服[1]。

参考文献

[1] 杨秀娟，李硕，海云翔. 百味中药辨识与应用 [M]. 南京东南大学出版社：2021.

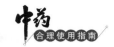

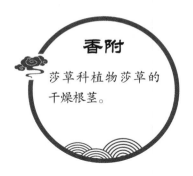

香附

莎草科植物莎草的
干燥根茎。

一、临床及配伍应用

1.用于气滞胁痛、腹痛。香附为疏肝解郁、行气止痛之要药。治疗肝气郁结之胁肋胀痛，常配伍柴胡、川芎、枳壳，如柴胡疏肝散；治疗寒凝气滞、肝气犯胃之胃脘疼痛，可配伍高良姜，如良附丸；治疗寒疝腹痛，常配伍小茴香、乌药、吴茱萸。

2.用于肝郁所致的月经不调、痛经、乳房胀痛。治疗月经不调、痛经，常配伍柴胡、川芎、当归；治疗乳房胀痛，常配伍柴胡、青皮、瓜蒌皮。

二、炮制品的合理使用

1.生香附：长于理气解郁，如治疗胸膈痞闷、胁肋疼痛的越鞠丸（《丹溪心法》）。

2.醋香附：疏肝止痛作用增强，并能消积化滞，如治疗伤食腹痛的香砂平胃散（《医宗金鉴》），治疗血中气滞的香附芎归汤（《沈氏尊生方》），治疗寒凝气滞、胃脘疼痛的良附丸（《良方集腋》）。

3.酒香附：可通经脉，散结滞，用于治疗寒疝腹痛。

4.四制香附：长于行气解郁、调经散结，可用于治疗胁痛、痛经、月经不调。

5.香附炭：长于止血，可用于治疗妇女崩漏不止。

6.生香附、醋香附及酒香附的合理使用案例如下。

案例（一）

诊断：六郁证。

方药：越鞠丸。六神曲 10 g，生香附 10 g，苍术 10 g，川芎 10 g，栀子 10 g。

分析：越鞠丸可治疗胸膈痞闷、胁肋疼痛，其中生香附上行胸膈，外达肌肤，故多入解表剂中，以理气解郁为主。

案例（二）

诊断：胃痛，肝郁气滞证。

方药：柴胡疏肝散。醋柴胡 10 g，炒白芍 15 g，炒枳壳 10 g，炒甘草 6 g，醋香附 10 g，川芎 6 g，陈皮 6 g。

分析：醋香附专入肝经，疏肝止痛作用增强，故在柴胡疏肝散中使用香附醋制品。

案例（三）

诊断：腹痛，寒凝气滞证。

方药：良附丸合正气天香散。高良姜 10 g，酒香附 10 g，乌药 10 g，陈皮 10 g，紫苏 10 g，干姜 10 g。

分析：良附丸合正气天香散可治疗寒邪内阻之腹痛，其中酒香附能通经脉，散结滞，多用于寒疝腹痛。

三、用法用量

《中国药典》规定香附用量为 6 ～ 10 g。

四、配伍禁忌

不宜与活血药物合用，合用可明显抑制血小板聚集及血栓形成，易致出血。

五、使用注意

1. 阴虚血热及月经先期者慎用 [1]。
2. 孕妇慎用 [1]。

参考文献

[1] 李跃琴. 中医治疗妇科疾病的几种中药药理分析 [J]. 大家健康 (学术版)，2016，10(12)：33.

第十章

驱虫药

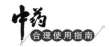

槟榔

棕榈科植物槟榔的
干燥成熟种子。

一、临床及配伍应用

1. 治疗绦虫证效果最佳，可单用（《备急千金要方》）；现代多与南瓜子同用，其杀绦虫疗效更好。

2. 治疗食积气滞、腹胀便秘，常与木香、青皮、大黄等同用，如木香槟榔丸（《儒门事亲》）。

3. 治疗水肿实证，二便不利，常与商陆、泽泻、木通等同用，如疏凿饮子（《重订严氏济生方》）。

二、炮制品的合理使用

1. 生槟榔：力峻，常用于治疗绦虫、姜片虫、蛔虫，以及水肿、脚气、疟疾。

2. 炒槟榔：缓和药性，以免克伐太过而伤正气，并能减少服后恶心、腹泻、腹痛的不良反应。

三、用法用量

《中国药典》规定槟榔用量为 3 ~ 10 g，但在驱绦虫、姜片虫时，剂量可增至 30 ~ 60 g。

四、不良反应

少有报道使用槟榔饮片（3 ~ 10 g）会表现出不良反应或毒性反应，不良反应及毒性反应几乎都发生在过量服用或者长时间大量嚼食槟榔的人群中，表现出腹痛、恶心、呕吐、昏睡等症状[1]。

近年来，食用槟榔致口腔癌事件频发报道。流行病学研究结果显示，嚼食槟榔与口腔鳞状细胞癌的发生密切相关，食用槟榔在口中长时间被咀嚼，对口腔黏膜有强而持久的机械性损伤及化学性损伤，常引起黏膜下纤维化、白斑等癌前病变，进而恶变为口腔癌；药用槟榔是吞服，不会对口腔局部造成损伤[2]。

五、使用注意

1. 脾虚便溏、气虚下陷者忌用。

2. 孕妇慎用。

3. 不宜超剂量、超疗程使用，药用槟榔的疗程一般为 7 ~ 14 天。

参考文献

[1] 周明玺，邬亦晨，李珂，等.槟榔活性成分及药理毒理作用研究进展 [J].中成药，2022(3)：878-883.

[2] 聂安政，高梅梅，钞艳慧，等.槟榔药理毒理探讨与合理用药思考 [J].中草药，2020，51(12)：3329-3336.

第十一章

止血药

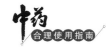

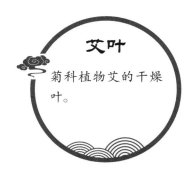

艾叶

菊科植物艾的干燥叶。

一、临床及配伍应用

1. 治疗下元虚冷、冲任不固所致的崩漏下血，可单用，水煎服，或与阿胶、芍药、干地黄等同用，如胶艾汤（《金匮要略》）。

2. 治疗妇科下焦虚寒或寒客胞宫的要药，常用于下焦虚寒之月经不调、经行腹痛、宫冷不孕、带下清稀等，常与香附、吴茱萸、当归等同用，如艾附暖宫丸（《仁斋直指方论》）。

3. 治疗胎动不安、胎漏下血，常与阿胶、桑寄生等同用。

4. 治疗湿疹、阴痒、疥癣等皮肤瘙痒。

二、炮制品的合理使用

1. 生艾叶：性燥，祛寒燥湿力强，但对胃有刺激性，故多外用。

2. 醋艾叶：温而不燥，并能缓和对胃的刺激性，增强逐寒止痛的作用。

3. 艾叶炭：辛散之性大减，对胃的刺激性缓和，温经止血的作用增强。

三、用法用量

艾叶有小毒，《中国药典》规定其用量为 3 ~ 9 g。外用适量，供灸治或熏洗用。

四、不良反应

艾叶所含的挥发油对皮肤有轻微的刺激作用，可引起发热、潮红等。口服过量对胃肠道有刺激。艾叶中毒后，首先出现咽喉部干燥、胃肠不适、疼痛、恶心、呕吐等刺激症状，继而全身无力、头晕、耳鸣、四肢震颤，随后局部乃至全身痉挛，多次发作后可导致谵妄、惊厥、瘫痪。数日后，还可能出现肝大、黄疸、尿胆红素、尿胆原增多等现象。慢性中毒表现为感觉过敏、共济失调、神经炎、癫痫样惊厥等。孕妇可发生子宫出血及流产[1]。

五、使用注意

阴虚血热者慎用。

参考文献

[1]　钟赣生 . 中药学 [M]. 北京：中国中医药出版社，2015.

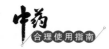

三七

五加科植物三七的干
燥根和根茎。

一、临床及配伍应用

1. 用于各种出血证，尤以有瘀者为宜。本品有止血而不留瘀，化瘀而不伤正的特点，为血证良药。常配伍花蕊石、血余炭，如化血丹。

2. 用于跌打损伤，瘀滞疼痛。三七为伤科要药，可单味内服或外敷，常配伍活血行气药。

二、用法用量

1. 《中国药典》规定三七用量：入煎剂，3~9 g；研粉吞服，1~3 g。

2. 仝小林常以黄连温胆汤、交泰丸、知柏地黄丸为主方加入三七治疗抑郁症，三七用量为 3 g；三七配伍莪术治疗桥本甲状腺炎，用量为 9 g[1]；桂枝加附子汤加减治疗产后综合征，风寒外束、阳气亏虚、体内有瘀血者加用三七、当归、蒲黄活血化瘀，三七用量为 12 g。以上三七均冲服。

此外，干姜黄芩黄连人参汤加减方中加入三七治疗胰岛素抵抗，三七用量为 6~9 g；常用大黄黄连泻心汤治疗代谢综合征，加用三七、藏红花治疗重度脂肪肝，三七用量多为 15 g。以上三七均入汤剂[2]。

3. 李赛美用柴胡桂枝汤加减方加用三七，治疗外邪侵袭导致的经络不通之四肢疾病、肩背疼痛；二仙汤加减方加用三七，治疗脾肾阳虚兼血瘀型周期性皮质醇增多症[3]；桂枝加葛根汤合犀角地黄汤加味加用三七，治疗风邪袭表，肺窍不利，兼有郁热之鼻衄。以上三七均入汤剂，用量均为 10 g。桂枝加附子汤加味治疗产后气血不足、阳气亏虚，复感寒邪致血瘀之腰痛，加用三七，用量为 10 ~ 12 g；参苓白术散加味加用三七治疗难治性脾虚湿阻型糖尿病，三七入汤剂，用量为 12 g[4]。

4. 李济仁以黄芪桂枝五物汤加减治疗风寒湿痹，加用三七配伍威灵仙，三七入汤剂，用量多为 10 g[5]；三七配伍白及治疗十二指肠球部溃疡大出血，冲服，三七用量为 6 g[6]。

5. 池晓玲于疏肝健脾药物中加用三七治疗肝郁脾虚血瘀型慢性病毒性肝炎，三七用量为 10 ~ 15 g[7]；柴芍六君子汤加减治疗肝郁脾虚、湿瘀互结型肝病失眠，加用三七配伍柴胡、白芍，疏肝柔肝，活血化瘀，用量多为 15 g[8]。以上三七均入汤剂。

三、不良反应

三七服用剂量过大是引起不良反应的原因之一。据报道，三七的不良反应主要为过敏性皮疹，表现为红色斑、丘疹，一般的抗过敏药物无效，皮质激素治疗效果好；偶见引起血尿、肾功能损害[9]及过敏性休克，可用地塞米松处理。三七总皂苷的不良反应均发生于静脉注射血塞通制剂过程中，且均见于老年人，其发生原因多与过敏体质有关[10]。

四、使用注意

孕妇慎用。

参考文献

[1] 彭智平. 仝小林教授活用小柴胡汤辨治杂病举隅[J]. 吉林中医药，2012，32(1)：32-33.

[2] 房国伟，吉红玉，邸莎，等. 三七的临床应用及其用量探究[J]. 吉林中医药，2019，39(10)：1283-1286.

[3] 冯鑫. 李赛美辨治内分泌疾病经验[J]. 辽宁中医杂志，2003，30(9)：699.

[4] 李赛美.难治性糖尿病中医辨证得失录 [J].中国医药学报，2004，19(9)：543-544.

[5] 李艳.国医大师李济仁辨治痹证经验集粹 [J].中医药临床杂志，2010，22(9)：806-808.

[6] 李济仁.治验二则 [J].皖南医学院学报，1982，9(1)：48-49.

[7] 黎胜，魏泽辉，谢玉宝，等.池晓玲教授治未病思想在慢性乙型肝炎中的运用 [J].环球中医药，2015，8(5)：588-589.

[8] 曾雅军，池晓玲.池晓玲教授治疗肝病失眠经验介绍 [J].新中医，2015，47(8)：11-12.

[9] 肖云卿.口服中药三七致肝肾功能受损 1 例 [J].中国危重病急救医学，1993，(04)：27.

[10] 李冠烈.三七的现代研究与进展 (二)[J].世界中西医结合杂志，2008，(11)：687-691.

白及

兰科植物白及的干燥块茎。

一、临床及配伍应用

1. 治疗咯血。适用于痨咳、阴虚咳嗽、百日咳，对咯血有独特的功效。

国医大师朱良春认为：白及止咳，缘于其"涩中有散，补中有收"的双向特性，涩则敛肺，散则逐瘀，顽咳、久咳尤为适宜，与百部、地鳖虫、黄精、老鹳草等配伍能够修复结核病灶，同时治疗慢性支气管炎、咳嗽反复不愈者时，随证加入白及可以敛肺逐瘀，增强疗效[1]。国医大师周仲瑛在治疗肺癌咯血患者时，使用白及、花蕊石、蒲黄等止血，并辅以清热凉血药[2]。

2. 治疗消化道出血。白及收敛止血又能散瘀，同时可以保护食管、胃肠道黏膜，故国医大师朱良春认为：白及对上消化道出血疗效显著，辨证加用白及或单用白及粉可广泛用于胃十二指肠溃疡、糜烂性胃炎、溃疡性结肠炎等疾病[1]。全小林院士运用态靶辨证治疗脾虚湿瘀型慢性胃炎时，以黄芪建中汤温中止痛，加入白及制酸以保护胃黏膜，同时促进止血、凝血，其中白及用量多为 6 ~ 9 g，重则 15 g[3]。

二、用法用量

1. 《中国药典》规定白及的用法与用量：煎服 6 ~ 15 g；研末吞服 3 ~ 6 g。外用适量。

2. 经验用法与用量：内服 3.7 ~ 50.0 g；外敷 5.32 ~ 7.97 g[4]。

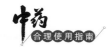

三、配伍禁忌

不宜与川乌、制川乌、草乌、制草乌、附子同用。白及与生川乌配伍后，使药液中的双酯型生物碱含量随煎煮液 pH 的降低而增加，导致毒性增加[5]。

参考文献

[1] 朱步先，朱建华，朱婉华.国医大师朱良春教授学术思想与临床经验[J].中医药通报，2016，15(05)：1-4.

[2] 蔡云.周仲瑛教授治疗肺癌的知识本体构建与数据挖掘研究[D].广州：广州中医药大学，2019.

[3] 林家冉，苟筱雯，赵林华，等.态靶辨证在脾虚湿瘀型慢性胃炎中的运用——黄芪建中汤加蒲公英、白及、生薏苡仁[J].辽宁中医杂志，2021，48(1)：1-4.

[4] 彭芙，万峰，熊亮，等.白及抑菌作用及其活性部位的初步研究[J].时珍国医国药，2013，24(5)：1061-1063.

[5] 赵艳霞，邓雁如，张晓静，等.白及属药用植物化学成分及药理作用研究进展[J].天然药物研究与开发，2013，25(8)：1137-1145.

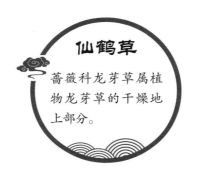

仙鹤草

蔷薇科龙芽草属植物龙芽草的干燥地上部分。

一、临床及配伍应用

1.治疗血热妄行之出血证，可配伍生地黄、侧柏叶、牡丹皮等凉血止血药；治疗虚寒性出血证，可与党参、熟地黄、炮姜、艾叶等益气补血、温经止血药配伍。

2.治疗由劳力过度所致的脱力劳伤，症见神疲乏力、面色萎黄而纳食正常，常与大枣同煮，食枣饮汁；若气血亏虚、神疲乏力、头晕目眩，可与党参、熟地黄、龙眼肉等配伍。

二、用法用量

仙鹤草煎汁内服时，成年人每天的常规用量为 6 ~ 12 g。外用适量，捣敷，或熬膏涂敷，或入丸、散。

三、不良反应

仙鹤草无毒，在常规剂量下应用是安全的，无不良反应[1]，但当大用法用量仙鹤草时，可能会引发一定的不良反应。仙鹤草致肝损伤的可能成分近年来的研究显示：仙鹤草的化学成分主要有鞣质类、三萜类、糖苷类、酚类、黄酮类、挥发油、内酯类、有机酸、微量元素等[2-4]。而其中的鞣质（单宁）是存在于植物体内的一类结构比较复杂的多元酚类化合物，一般分为缩合鞣质和可水解鞣质。缩合鞣质的肝脏毒性较低，而可水解鞣质是直接肝脏毒，进入体内后几乎全部被分解成倍酸与焦倍酸，大量的倍酸与焦倍酸对肝脏有严重的损害作用，毒性较高，长期大量应用可引起脂肪肝、肝小叶中央坏死，甚至造成肝硬化。苷也可分为氰苷类、强心苷类和皂苷类。强心苷类和氰苷类很少有导致肝损伤的报道，而皂苷局部刺激作用较强且有溶血作用，不能排除其造成肝损伤的可能性。在中药挥发油中，有很大一部分由单萜和倍半萜组成，某些含萜类成分挥发油的中药也具有一定的肝脏毒性作用[5]，进入人体后，使肝细胞代谢发生障碍，进而导致中毒性肝炎。

仙鹤草能引起视神经炎，进而导致失明[6]，这一结论不仅有临床病例报道，而且得到了药理实验的证实，因此，在临床应用仙鹤草时，尤其是在大剂量使用时，应高度重视并权衡利弊。此外，仙鹤草还有引发呼吸困难、皮疹的报道[7]。

参考文献

[1] 张世臣．珊海遗珠话"狼牙"——"狼牙"的本草考证[J]．中药材，1985，8(2)：41．

[2] 李齐红．《伤寒杂病论》中的瘀血病证治[J]．河北中医，2015，37(4)：593-596．

[3] 汪泳涛，何新慧．蓄血病证源流[J]．中华中医药杂志，2017，32(12)：5290-5292．

[4] 董阜挺，林敏，曹灵勇．蓄血证"寒温两派"辨治浅析[J]．浙江中医杂志，2016，51(8)：549-550．

[5] 雷娜，孔鹏飞，陈思敏，等．槐花散合桃花汤加减对溃疡性结肠炎活动期寒热错杂证免疫炎症的调节作用[J]．中国实验方剂学杂志，2020，26(7)：86-91．

[6] 姜永健．鹤草芽浸膏引起球后视神经炎一例[J]．中华儿科杂志，1983，21(4)：251．

[7] 赵平．服仙鹤草煎剂出现过敏反应2例[J]．中国中药杂志，1993，18(10)：627．

第十二章

活血化瘀药

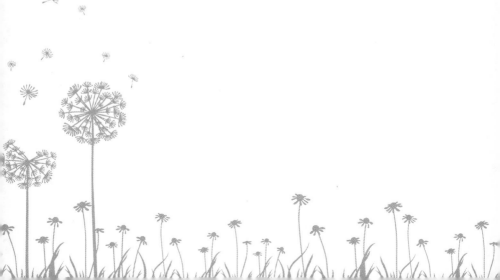

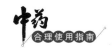

川芎

伞形科植物川芎的
干燥根茎。

一、临床及配伍应用

1. 用于血瘀气滞的痛证。川芎为血中之气药，能"下调经水，中开郁结"，为妇科活血调经之要药，常配伍当归、桃仁、香附。治疗肝郁气滞之胁肋疼痛，配伍柴胡、白芍、香附，如柴胡疏肝散；治疗心脉瘀阻之胸痹心痛，配伍丹参、桂枝、檀香。

2. 用于头痛、风湿痹痛。古人有"头痛不离川芎"之说。治疗风湿痹证之肢体疼痛、麻木，配伍独活、桂枝、防风以祛风湿通络。

二、炮制品的合理使用

1. 生川芎：长于祛风止痛。用于头痛、风湿痹痛，如治疗风邪头痛的川芎茶调散（《太平惠民和剂局方》）。

2. 酒川芎：长于活血行气止痛。用于血瘀头痛、产后瘀阻腹痛，如治疗血瘀头痛的通窍活血汤（《医林改错》），治疗产后恶露不下、瘀阻腹痛的生化汤（《傅青主女科》）。

3. 生川芎与酒川芎的合理使用案例如下。

案例（一）

诊断：头痛，风寒证。

方药：川芎茶调散。（生）川芎 10 g，白芷 10 g，细辛 3 g，羌活 10 g，荆芥 10 g，防风 10 g，薄荷 6 g，炒甘草 6 g。

分析：川芎茶调散中的生川芎长于活血行气，祛风止痛。可用于月经不调、经闭痛经、癥瘕腹痛、胸胁刺痛、跌打肿痛、头痛、风湿痹痛。

案例（二）

诊断：瘀血内停证。

方药：通窍活血汤。小茴香 10 g，干姜 8 g，肉桂 6 g，赤芍 10 g，酒川芎 10 g，当归 10 g，五灵脂 10 g，生蒲黄 10 g，延胡索 10 g，没药 10 g。

分析：川芎酒炙能引药上行，增强活血行气止痛作用。多用于血瘀头痛，偏头痛等。

三、用法用量

1.《中国药典》规定川芎用量为 3 ~ 10 g。

2. 经验用法与用量：

（1）小剂量（3 ~ 6 g）：祛风止痛[1]。

（2）中剂量（9 ~ 12 g）：行气活血止痛，安神[1]。

（3）大剂量（15 ~ 20 g）：通络止痛[1]。

四、不良反应

1. 大剂量（单剂超过 20 g）可出现中毒症状，如下腹部持续性刺痛、拒按、尿频、尿急、尿痛，呕吐[2]，颜面发红、发烫、全身燥热、头晕[3]，大剂量川芎能抑制延髓中枢和脊髓反射，引起血压下降、体温下降、呼吸困难、四肢麻木、虚脱。

2. 过敏反应：包括嘴唇肿胀、渗液，结痂后唇面布满黄色粉样物；皮肤瘙痒，出现弥漫性红斑、水疱、丘疹[4]。

五、与西药联用禁忌

1. 不宜与普萘洛尔同用，川芎所含的川芎嗪具有 β - 受体激动剂样作用，能强心及扩张冠状动脉，普萘洛尔能阻断其作用。

2. 不宜与苯丙胺同用，川芎具有镇静作用，能拮抗苯丙胺的兴奋作用。

六、使用注意

1. 多汗、月经过多者慎用。

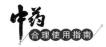

2. 阴虚火旺、肝阳上亢、气逆痰喘之痰火证者慎用[1]。

3. 阴虚阳亢、热盛之出血证者慎用。

4. 孕妇忌用。

参考文献

[1] 李远，贾波．浅谈剂量对川芎功效的影响[J].四川中医，2005，23(1)：25-26.

[2] 陈卫．大剂川芎引起剧烈头痛[J].中国中药杂志，1990，15(8)：58.

[3] 宋根伟，熊辉，张华妮，等．中药饮片川芎致头晕一例[J].山西医药杂志，2015，44(6)：725-726.

[4] 孙爱田．川芎过敏致外阴药疹1例[J].山西中医，1998(5)：16.

丹参

唇形科植物丹参的
干燥根和根茎。

一、临床及配伍应用

1.用于月经不调、痛经、经闭、产后瘀滞腹痛。丹参善调妇女经水，为妇科要药。常配伍当归、川芎、益母草。

2.用于血瘀之心胸脘腹疼痛、癥瘕积聚、风湿痹痛。丹参为活血化瘀之要药，用于各种瘀血证。治疗心胸脘腹疼痛，常配伍檀香、砂仁，如丹参饮；治癥瘕积聚，配伍三棱、莪术以祛瘀消癥；治疗风湿痹痛，配伍防风、秦艽。

3.用于疮疡痈肿。常配伍金银花、连翘以清热解毒。

4.用于热病烦躁神昏、心悸失眠。治疗热病邪入心营，配伍生地黄、黄连、竹叶；治疗血不养心，心火偏旺之心悸失眠，配伍生地黄、酸枣仁、柏子仁。

二、用法用量

1.《中国药典》规定丹参用量为 10～15 g。

2.全小林治疗慢性肾衰竭常用丹参，用量多为 30 g[1]；治疗肝硬化后肝癌时，丹参可用至 30 g[2]。

3.黄煌治疗糖尿病末梢神经炎、糖尿病足、下肢血栓、慢性肾病、老年腿抽筋或不安腿综合征、腰椎骨质增生症等疾病，见下肢疼痛或水肿，并见舌质紫暗等瘀血症者，丹参用量 12～15 g[3]。

4.池晓玲用活血化瘀法治疗肝硬化之腹腔积液时，临床常以丹参（15～20 g）配伍三棱、莪术、枳实、郁金、黄芪等药，以活血化瘀，行气逐水，疏通经络，调理气机，改善肝脏代谢[4]。

5. 李济仁临床常用丹参（30 g）治疗顽痹[5]；用丹参（15 g）治疗冠心病。配伍党参等益气养阴之品，每获良效[6]。

三、不良反应

1. 肝功能损害：有报道称，患者服用丹参每剂 30 g，服用 14 天，导致肝功能损害[7]。

2. 过敏反应：包括皮肤瘙痒、潮红，红色丘疹，畏寒，眼睑肿胀，胸闷气急[8]。

3. 消化道反应：丹参能抑制消化液的分泌，使用后可出现胃痛、食欲减少、口咽干燥、恶心、呕吐、腹泻[9]。

四、配伍禁忌

1. 不宜与藜芦同用。

2. 不宜与抗酸药物（如三硅酸镁、氧化镁合剂、复方氧化镁合剂、复方氢氧化铝片、胃得乐片、胃铋镁等）同用，避免降低丹参的生物利用度，影响疗效[10]。

3. 不宜与士的宁、维生素 B_1、维生素 B_6 合用，避免产生沉淀，降低药物的疗效[10]。

4. 不宜与阿托品合用，因为阿托品可阻断丹参的降压作用，导致丹参的疗效降低，甚至失效[10]。

5. 不宜与雄激素类药物（如甲睾酮、丙酸睾酮等）合用，避免降低雄性激素的活性，影响疗效[10]。

6. 不宜与抗肿瘤药物［如环磷酰胺、氟尿嘧啶、阿糖胞苷、环己亚硝脲（洛莫司汀）、博来霉素、自力霉素（丝裂霉素 C）等］合用，研究表明复方丹参制剂与这些抗肿瘤药物合用时，具有促进肿瘤转移的不良反应[10]。

五、使用注意

1. 孕妇慎用。

2. 丹参有减慢心率的作用，故心动过缓者慎用[11]。

参考文献

[1] 刘桂芳，周强.仝小林教授采用温通泄浊法治疗慢性肾衰竭的经验[J].中国中西医结合肾病杂志，2010，11(7)：630-631.

[2] 葛莉，谭宏文，董保珍.活血通络扶正健脾——仝小林辨治肝硬化后肝癌[J].中国社区医师，2004，20(11)：37-38.

[3] 韦懿馨，陈文姬.黄煌自拟四味健步汤临证应用经验[J].上海中医药杂志，2008，42(4)：10-12.

[4] 蒋俊民.池晓玲主任医师辨治肝硬化腹水经验[J].河南中医，2009，29(2)：126-128.

[5] 李艳.李济仁教授诊治顽痹探要[J].北京中医药大学学报，1997，20(2)：45.

[6] 李济仁，李梢，李艳.冠心病诊治经验[J].中医杂志，1994，8(9)：465-466.

[7] 陈仲康，王悦晴，成东海，等.丹参致肝功能异常1例[J].药物流行病学杂志，2002，11(6)：310.

[8] 张忠友，唐桂荣.丹参致过敏1例[J].河北中医，1996，18(6)：24.

[9] 尹小星.丹参引起腹泻2例[J].实用中医内科杂志，1996，10(3)：7.

[10] 靳婷.丹参及麻黄制剂与西药的配伍禁忌[J].首都医药，2006，(7)：31.

[11] 付世龙.丹参注射液致窦性心动过缓1例[J].中国执业药师，2016，13(5)：55-56.

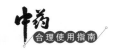

红花

菊科植物红花的干燥花。

一、临床及配伍应用

1. 用于血滞经闭、痛经、产后瘀滞腹痛。治疗经闭，配伍当归、莪术、肉桂，如膈下逐瘀汤；治疗痛经，配伍赤芍、延胡索、香附以理气活血止痛。

2. 用于癥瘕积聚、心腹瘀痛、跌打损伤、血脉鼻塞。治疗癥瘕，常配伍三棱、莪术；治疗跌打损伤、瘀滞肿痛，配伍苏木、乳香、没药；治疗心脉瘀阻之胸痹心痛，配伍桂枝、瓜蒌、丹参。

3. 用于热郁血瘀之斑疹色暗。常配伍当归、紫草、大青叶以凉血活血，泻热解毒，如当归红花饮。

二、用法用量

1.《中国药典》规定红花用量为 3 ~ 10 g。

2. 全小林用红花配伍酒大黄、水蛭、山楂、丹参等以活络通经，治疗高血压、糖尿病、高脂血症、脂肪肝等代谢综合征，红花用量多为 5 ~ 30 g[1]；预防慢性肠梗阻反复复发时，用水丸药以缓图之，红花配伍桃仁、三七、大黄等以通腑活血，红花用量多为 60 g，1 剂制成水丸，每日服用量约 0.63 g[2]；用通窍活血汤加减治疗瘀血阻络型顽固性头痛时，配伍桃仁、白芷以化瘀通络，红花用量多为 9 g[3]。

3. 黄煌治疗气滞血瘀型痛经、顽固性失眠伴头痛、顽固性胸痛时，配伍桃仁、川芎、当归以理气养血，红花用量多为 5 ~ 15 g[4]；用四味健步汤和桂枝茯苓丸治疗下肢深静脉血栓时，红花配伍牡丹皮、丹参、石斛、桃仁以改善血液黏稠度，红花用量多为 10 g[5]。

4. 李赛美治疗甲状腺功能亢进引起的月经推迟，甚至闭经现象时，配伍桃仁、当归、柴胡以疏肝理气，红花用量多为 6 ~ 10 g[6]；用二仙汤加味治疗脾肾阳虚型周期性皮质醇增多症时，配伍桃仁、皂角刺以破血散结，红花用量多为 10 g[7]。

5. 池晓玲常用膈下逐瘀汤加减治疗肝郁脾虚血瘀型肝硬化，配伍柴胡、茯苓、当归以行气利水，化瘀通络，红花用量多为 5 ~ 10 g[8]；用血府逐瘀汤加减治疗慢性乙型肝炎时，红花配伍柴胡、赤芍、香附以行气畅血，红花用量多为 6 g[9]。

6. 曾庆明常用血府逐瘀汤治疗中虚气滞、血瘀热郁型慢性浅表性胃炎，配伍当归、桃仁、柴胡以消瘀散结，红花用量多为 10 g[10]；用桃仁红花煎治疗瘀血阻结、正气不虚型高脂血症时，配伍桃仁、香附、丹参以祛血中瘀浊脂污，红花用量多为 9 g[11]。

三、不良反应

1. 长期使用较大剂量的红花，可能导致鼻出血、月经延期或提前、口干、乏力、头昏、共济失调、嗜睡、萎靡不振[12]。

2. 少数患者可出现过敏反应。轻者出现皮疹瘙痒，见红色丘疹、荨麻疹或出血点，重者可见水肿、呼吸不畅、吞咽困难、两肺可闻及哮鸣音、尿少[13]。

3. 有报道称，过量服用红花后出现头痛、恶心、虹视、眼压升高、眼球混合性充血、瞳孔散大、前房变浅等闭角型青光眼的表现[14]。

四、使用注意

1. 孕妇忌服。

2. 有出血或出血倾向者慎用。

参考文献

[1] 张婷婷. 仝小林教授运用小陷胸汤治疗代谢综合征的用药规律分析及经验总结 [D]. 北京：北京中医药大学，2014.

[2] 王霞. 仝小林临证辨治肠梗阻经验 [J]. 中国社区医师，2003，

19(6)：35-36.

[3] 仝小林，崔新育.活血化瘀针药配合治疗疑难证 3 则 [J].实用中医内科杂志，1996，10(2)：17-18.

[4] 刘伊人.黄煌体质辨证治疗痛经验案 4 则 [J].上海中医药杂志，2011，45(2)：15-17.

[5] 陈文姬.黄煌自拟四味健步汤临证应用经验 [J].上海中医药杂志，2008，42(4)：10-12.

[6] 吴彦麒，李赛美.李赛美教授辨治甲状腺机能亢进症经验举要 [J].新中医，2013，45(1)：186-189.

[7] 冯鑫.李赛美辨治内分泌疾病经验 [J].辽宁中医杂志，2003，30(9)：699.

[8] 公培强，池晓玲，蒋元烨.池晓玲教授对肝硬化的证治经验 [J].中华中医药学刊，2018，36(12)：2996-2999.

[9] 池晓玲，蒋俊民，蔡高术，等.从五行人体质探讨慢性乙型肝炎的诊治规律 [J].世界中医药，2011，6(6)：518-520.

[10] 袁媛，曾庆明.曾庆明治疗脾胃病经验 [J].国际中医中药杂志，2014，36(8)：752-754.

[11] 曾庆明，陈孝银，徐云生，等.桃仁红花煎治疗无症状性高脂血症 43 例临床研究 [J].新中医，2002，34(6)：20-22.

[12] 骆杰伟，张雪梅.红花临床上的不良反应 [J].福建中医药，2002，33(2)：39.

[13] 王东琦.泡服红花致过敏反应 1 例 [J].中国中药杂志，1994，19(11)：693.

[14] 吕艮甫，何良新.内服红花诱发青光眼三例 [J].中西医结合眼科杂志，1996(3)：191-192.

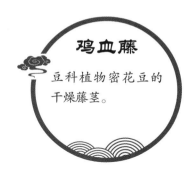

鸡血藤

豆科植物密花豆的干燥藤茎。

一、临床及配伍应用

1. 治疗手足麻木。适用于中风之气血不畅所致的肢体活动不利、痉挛疼痛、麻木。李振华应用大剂量鸡血藤（30 g），自拟养阴通络汤治疗中经络的阴虚阳亢证及中脏腑的阳闭证所遗留的半身不遂等后遗症，自拟祛湿通络汤治疗中经络的风痰上逆证及中脏腑阴闭的后遗症，皆取其活血、息风、通络之意[1]。

2. 治疗血痹疼痛。适用于肝肾阴虚所致的项痹、风湿及腰痛。朱良春在加减曲直汤、通痹汤、加减六味汤等方中重用鸡血藤 20 ~ 30 g，发挥补益气血的功效[2-3]。对于湿热型肌痹所致的肌肉酸痛、肿胀、四肢沉重、抬举无力、身热不扬，李济仁采用三子疏肌除痹丸进行治疗，其中鸡血藤的临床用量达到 50 g[2]。

3. 治疗月经不调。适用于气虚血瘀型月经不调。班秀文教授创养血调经汤为治疗妇科疾病的名方，由调理气血的古方四物汤化裁而成，具有补血调经之效。处方用药上，以四物汤为基础调补血虚之本，配伍鸡血藤 20 g 以取养血活血之功效[3]。

二、用法用量

1. 《中国药典》规定鸡血藤用量多为 9 ~ 15 g。

2. 经验用法与用量：汤剂中鸡血藤的临床用量多为 9 ~ 45 g，常用剂量为 15 ~ 30 g，膏剂常用剂量为 7.5 g。鸡血藤临床应用十分广泛，如配伍当归、黄芪、威灵仙、钩藤等治疗糖尿病周围神经病变、糖尿病肾病等代谢系统疾病，临床用量多为 30 ~ 45 g；配伍秦

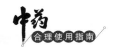

芄、羌活、桂枝、穿山龙等治疗类风湿关节炎、强直性脊柱炎、颈椎病等痹症、痿证，临床用量多为 12 ～ 30 g；配伍当归、桃仁等治疗月经失调等妇科疾病，临床汤剂用量为 9 ～ 15 g，膏剂用量为 7.5 g；配伍黄芪、茯苓、三七等治疗高血压、冠心病等循环系统疾病，临床用量多为 15 g；配伍忍冬藤治疗紫癜性肾炎、特发性血小板减少性紫癜等自身免疫系统疾病，临床用量多为 15 ～ 20 g[4]。

三、不良反应

本品无毒。急性毒性试验结果表明，以 25 g/kg、50 g/kg、100 g/kg（按生药计算）灌胃昆明种小鼠，均无死亡，无法测出半数致死量。继而以 120 g/kg 体质量灌胃给药，连续观察 7 天，小鼠全部存活，活动、饮食均正常，未见毒性反应，测其最大耐受量为 120 g/kg（按生药计算）[5]。

参考文献

[1] 华荣.国医大师李振华教授治疗中风病临床经验 [J].辽宁中医药大学学报，2011，13(12)：26-28.

[2] 李济仁，仝小林.李济仁痹证通论 [M].北京：人民军医出版社，2011.

[3] 李永亮，戴铭，张亚萍.班秀文教授治疗妇科疾病学术思想探析 [J].中华中医药杂志，2011，26(4)：730-732.

[4] 崔亚珊，连凤梅，于同月，等.鸡血藤的临床应用及其用量探究 [J].长春中医药大学学报，2022，38(4)：374-377.

[5] 张爱文，何彩美，钟晶，等.鸡血藤提取物的制备及药理毒理研究 [J].中兽医医药杂志，2011，30(3)：20-22.

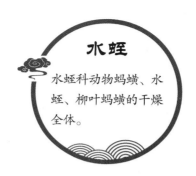

水蛭

水蛭科动物蚂蟥、水
蛭、柳叶蚂蟥的干燥
全体。

一、临床及配伍应用

用于癥瘕积聚、血瘀经闭、跌打损伤。治疗癥瘕、经闭，常配
伍三棱、桃仁、红花；治疗跌打损伤，配伍苏木、自然铜，如接骨
火龙丹。

二、炮制品的合理使用

1. 生水蛭：以破血逐瘀为主，如治疗瘀滞癥瘕、经闭、跌打损
伤的化癥回生丹（《温病条辨》）。

2. 烫水蛭：能降低毒性，质地酥脆，利于粉碎，如治疗内损瘀血、
心腹疼痛、大便不通的夺命散（《严氏济生方》），治疗热入下焦
与血瘀结滞引起癥瘕痞块、胁腹胀满的抵挡汤（《金匮要略》）。

三、用法用量

水蛭有小毒，《中国药典》规定其用量多为 1 ~ 3 g。

四、不良反应

1. 水蛭用药过量可致中毒，中毒量为 15 ~ 30 g，中毒潜伏期为
1 ~ 4 小时。中毒时可出现恶心、呕吐、子宫出血，严重时能引起胃
肠出血、剧烈腹痛、血尿、昏迷等，致死原因为呼吸和循环衰竭[1]。

2. 过敏反应：表现为全身丘疹、灼热瘙痒、面色苍白、呼吸困难、
口唇发绀、出汗、血压下降等休克症状[2-3]。

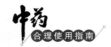

五、使用注意

1. 水蛭能影响凝血机制，故凡有凝血功能障碍者（如血友病），或患有可能导致凝血功能障碍的疾病（如肝硬化、脾大、脾功能亢进等潜在出血倾向的疾病）的人慎用[4]。

2. 体弱、经期妇女及有出血倾向者和孕妇禁用[5]。

参考文献

[1] 郦永平，唐德才，吕春英．关于水蛭的毒性与用量 [J]．中医杂志，1997(10)：635．

[2] 易献春．水蛭引起过敏反应一例 [J]．中国中药杂志，1991，16(5)：55．

[3] 师敏．水蛭致过敏性紫癜 1 例 [J]．西北药学杂志，2001，16(2)：66．

[4] 谢艳华，王四旺，施新猷．水蛭的临床应用及毒性研究 [C]．全国药品不良反应与临床安全用药学术会议暨首届上海药物流行病学与临床合理用药国际研讨会．上海，2004：121-122

[5] 赵玲霞，马俊霞，郭丽．水蛭的药效与毒性 [J]．河北医药，2004，16(1)：78．

急性子

凤仙花科植物凤仙
花的干燥成熟种子。

一、临床及配伍应用

1.用于瘀滞证，如妇女经闭等，常配伍当归。急性子性猛，走而不守，能活血通经；当归性慈，补中寓通，能补血活血，两药配伍，相互促进，相互牵制，并收活血，祛瘀，通经之功效。

2.用于痰凝，或瘀滞，或毒结所致的外疡坚块等，常配伍全蝎。急性子能软坚消积，消散硬结，全蝎能解毒散结，消肿止痛，两药配伍，共奏散结消积，软坚消肿，祛毒止痛之功效。若配伍川贝母、青皮、夏枯草，共研末服，疗效更好[1]。

二、用法用量

急性子有小毒，《中国药典》规定其用量为 3 ~ 5 g。

三、不良反应

1.长期应用急性子，少数病例会出现喉干、恶心、食欲不振等，但减量或停药 2 ~ 3 天即可消失[2]。

2.小鼠灌胃急性子油可见小鼠汗出、躁动不安、饮食减少，急性子油的最大耐受量为生药 360 g/kg[3]。

3.动物实验显示，长期应用急性子油可能造成伤津及精神异常等不良反应[4]。

四、使用注意

孕妇忌用。

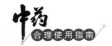

参考文献

[1] 陈遇春.青草药识别与应用图谱[M].北京：中国医药科技出版社，2020.

[2] 王浴生.中药药理与应用[M].北京：人民卫生出版社，1983.

[3] 刘建勋.中药药理学[M].北京：中国协和医科大学出版社，2020.

[4] 杜冠华.中药材"毒"古今研究概评[M].北京：中国医药科技出版社，2018.

益母草

唇形科植物益母草
的新鲜或干燥地上
部分。

一、临床及配伍应用

1.用于血滞经闭、痛经、经行不畅、产后瘀滞腹痛、恶露不尽，为妇科经产要药。常配伍当归、川芎、赤芍以活血调经，如益母丸。

2.用于水肿、小便不利。善治水瘀互阻的水肿。常配伍白茅根、泽兰。

二、用法用量

《中国药典》规定益母草干品用量为 9 ~ 30 g，鲜品用量为 12 ~ 40 g。

三、不良反应

长期或大剂量使用益母草会出现以下不良反应。

1.肾脏不良反应：益母草可造成肾组织损伤，严重者甚至可致人中毒死亡。益母草可引起妇女和孕妇肾间质轻度炎症及纤维组织增生，以及肾小管轻度脂肪变性等不良反应，且随着剂量的加大，毒性也相对增大[1]。

2.生殖系统不良反应：有患者服用益母草制剂出现了阵发性剧烈宫缩痛，这是由于子宫的过度收缩，导致子宫肌组织缺血缺氧而引起疼痛[2]。孕妇中毒可引起子宫收缩，从而造成流产[3]。

3.其他不良反应：益母草中的益母草碱对中枢系统有先兴奋后麻醉的作用，可扩张小动脉，使血压下降，甚至导致休克，主要表现为突感全身乏力、疼痛酥麻，下肢呈瘫痪状态，重者伴有大汗、血压下降，甚或虚脱，呼吸增快、增强，甚则呼吸麻痹[4]。亦有服用益母草出现过敏的报道，出现喉咙麻木，面部潮红、发胀，头晕，心慌等过敏症状[5]。

四、与西药联用禁忌

1. 不宜与肾上腺素同用，益母草具有降压作用，能降低甚至逆转肾上腺素的作用。

2. 不宜与异丙肾上腺素同用，益母草可增加冠状动脉血流量，减慢心率，能拮抗 β - 受体激动剂——异丙肾上腺素的兴奋心脏作用。

五、使用注意

1. 孕妇忌服。
2. 阴虚血少者忌服。
3. 肾功能不全者慎用。

参考文献

[1] 孙玉琦，马永刚，邢小燕，等.论中药不良反应的客观真实性[J].中国中药杂志，2006，31(16)：1381-1383.

[2] 张淑杰，王春芳.益母草致产后宫缩痛[J].浙江中医杂志，2002，37(6)：235.

[3] 钟月平.益母草及其制剂在妇科的临床应用[J].湖南中医药大学学报，2010，30(10)：69-70.

[4] 宋韶鹤，苗明三.益母草碱的研究概况[J].中国中医药现代远程教育，2016，14(3)：141-143.

[5] 张友志，彭勇.中药益母草致过敏反应1例[J].湖北中医杂志，2012，34(10)：61.

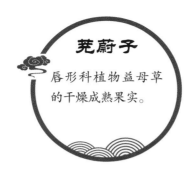

茺蔚子

唇形科植物益母草的干燥成熟果实。

一、临床及配伍应用

1.用于目赤翳障、头晕胀痛。常配伍枸杞子、夏枯草。

2.用于月经不调、经闭痛经。常配伍桃仁、川芎。

二、炮制品的合理使用

1.生茺蔚子：长于清肝明目，多用于目赤肿痛、目生翳膜。

2.炒茺蔚子：长于活血调经，用于月经不调、痛经、产后瘀血、腹痛。

三、用法用量

1.《中国药典》规定茺蔚子用量为 5 ~ 10 g。

2. 仝小林常用茺蔚子活血平肝，配伍茯苓、泽泻利水降压。仝小林认为茺蔚子对脉压差小的高血压尤为适用，常用量为 15 ~ 45 g[1]。

3. 李赛美常用茺蔚子活血明目，配伍枸杞子以养肝明目，治疗肝肾亏虚型糖尿病合并视物模糊。茺蔚子常用量为 15 g[2]。

四、不良反应

茺蔚子可引起慢性中毒，长期服用可引起肾毒性反应。据报道，一次服食茺蔚子粉 20 g 左右，即可在 4 ~ 10 小时内发生中毒，表现为突然全身无力，下肢不能活动，呈瘫痪状，周身酸麻、疼痛、胸闷，甚至汗出，呈休克状态。茺蔚子含益母草素，用量过大可麻痹中枢神经系统，使呼吸暂时兴奋后即处于麻痹状态，对运动神经末梢呈

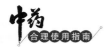

"箭毒样"麻痹作用。其中毒的临床表现与益母草的毒性作用一致[3]。

五、使用注意

1. 孕妇忌服。

2. 阴虚血少者忌服。

3. 肾病患者慎用。

4. 瞳孔散大者慎用。

参考文献

[1] 杨映映，李青伟，魏秀秀，等 . "四型分类" 辨治高血压病 [J]. 中医杂志，2019，60(7)：562-567.

[2] 李赛美 . 糖尿病中医治疗的思路及验案 [J]. 中医杂志，2015，56(18)：1608-1612.

[3] 江一平，王天如 . 服食茺蔚子粉发生中毒报道 [J]. 中医杂志，1964，(3)：15.

一、临床及配伍应用

1.用于瘀血证。治疗血瘀经闭、痛经,常配伍红花、当归、川芎,如桃红四物汤;治疗产后瘀滞腹痛,配伍炮姜、川芎,如生化汤;治疗癥瘕痞块,常配伍桂枝、牡丹皮、赤芍,如桂枝茯苓丸;若体内瘀血较重,可配伍大黄、芒硝、桂枝,如桃核承气汤;治疗跌打损伤、瘀肿疼痛,可配伍当归、红花、大黄,如复元活血汤。

2.用于肠燥便秘。常配伍当归、麻仁,如润肠丸。

3.用于肺痈、肠痈。桃仁善泄血分之壅滞。治疗肺痈,配伍苇茎、冬瓜仁,如苇茎汤;治疗肠痈,配伍大黄、牡丹皮,如大黄牡丹汤。

二、炮制品的合理使用

1.生桃仁:行血祛瘀力强。用于血瘀经闭、产后瘀滞腹痛、跌打损伤,如治疗妇女经闭不通、产后瘀血的桃核承气汤(《伤寒论》),治疗跌打损伤、腹中瘀血刺痛的桃红四物汤(《医宗金鉴》)。

2.焯桃仁:可除去非药用部位,使有效成分易于煎出,减少毒性,提高药效。

3.炒桃仁:偏于润燥和血。用于肠燥便秘,如治疗年老体衰或久病血虚津亏,以及产后失血过多而致肠燥便秘的润燥丸(《张氏医通》)。

三、用法用量

1.《中国药典》规定桃仁用量为 5 ~ 10 g。

桃仁不可长期、大剂量服用，可出现头痛、目眩、心悸，甚至呼吸衰竭而死亡。

2. 全小林常用桂枝茯苓丸加莪术、三七治疗痛经、子宫肌瘤等寒湿瘀阻型妇科病，其中桃仁用量多为 10 g。

3. 肖熙对以血瘀为主证的慢性肾炎患者，常以补阳还五汤、当归芍药散为基础方加减论治，常用的活血药有丹参、桃仁、赤芍、白芍、红花、怀牛膝、益母草、泽兰、郁金、当归、川芎等，其中桃仁用量多为 9 g[1]。

4. 张瑞霞对于乙型肝炎病毒所致的黄疸日久不退、肝脾大者，常用血府逐瘀汤治疗；对于乙型肝炎病毒所致的肝纤维化患者，常用桃红四物汤治疗；对于乙型肝炎病毒所致的肝癌患者，常用膈下逐瘀汤治疗。以上桃仁用量均多为 10 g[2]。

5. 李军常从血瘀论治便秘，其中气滞血瘀型便秘常用少腹逐瘀汤化裁治疗；气虚血瘀型便秘常用补阳还五汤化裁治疗；阴虚血瘀型便秘常用增液汤合桃核承气汤化裁治疗；阳虚血瘀型便秘常用温阳活血汤化裁治疗；痰滞血瘀型便秘常用温胆汤合桃红四物汤化裁治疗；肝热血瘀型便秘常用清肝活血汤化裁治疗；胃热血瘀型便秘常用黄连温胆汤合桃红四物汤化裁治疗；血虚血瘀型便秘常用当归补血汤化裁治疗；毒滞血瘀型便秘常用解毒活血汤化裁治疗。其中桃仁用量多为 10 g[3]。

6. 顾明昌常从"虚""瘀""风""毒"的角度认识和治疗神经精神系统疾病，如对于阿尔茨海默病，以补肾填精为主要治则，同时配合活血化痰，常用桃仁配伍丹参理血脉，通经络，其中桃仁常用剂量为 10 g[4]。

四、不良反应

现有桃仁急性中毒病例 2 例，证实桃仁存在毒性，其因食用桃仁加工的食品而出现恶心、呕吐、头痛、头晕、视物模糊、心跳加速等氰中毒的症状。且桃仁对皮肤黏膜有刺激作用，有接触桃仁而引起过敏者，可出现接触部位刺痛、红色疹块、痒感[5]。桃仁的毒性与其中的有效成分苦杏仁苷有密切关系。苦杏仁苷本身无毒，但在苦杏仁酶等的分解作用下，产生的氢氰酸有剧毒。其机制主要是 CN^- 进入生物体内后，迅速与细胞线粒体内细胞色素氧化酶的 Fe^{3+} 结合，并阻碍其被细胞素还原为 Fe^{2+} 的还原型细胞色素氧化酶，从而阻碍细胞色素氧化作用，抑制细胞呼吸，导致细胞内窒息、组织缺氧。氢氰酸还可损害延髓呼吸中枢和血管运动中枢，导致组织缺氧，中枢神经系统受损，出现中毒症状和体征[6]。

五、使用注意

1. 孕妇忌用。
2. 便溏者慎用。

参考文献

[1] 吴安民.肖熙教授应用活血化瘀法改善慢肾尿蛋白的经验浅析[J].福建中医药，1990，21(2)：7-8.

[2] 薛敬东，李粉萍，何瑾瑜，等.张瑞霞对慢性乙型肝炎中医治疗经验[J].世界中医药，2012，7(2)：113.

[3] 袁有才.李军教授从血瘀论治便秘经验介绍[J].现代中医药，2010，30(6)：3-4.

[4] 安红梅，胡兵，靳淼，等.顾明昌教授从虚论治神经精神系统疾病经验[J].中国中医急症，2006，15(10)：1119-1120.

[5] 赵玉英，范玉义.桃仁急性中毒2例[J].山东中医杂志，1995，14(8)：356-357.

[6] 赵宇瑛，尚冰，宋晓东.苦杏仁苷的研究进展[J].安徽农业科学，2005，33(6)：1098.

第十三章

化痰止咳平喘药

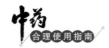

半夏

天南星科植物半夏的干燥块茎。

一、临床及配伍应用

1.用于不寐，配伍秫米，如半夏秫米汤（《黄帝内经·灵枢》）。

2.用于湿痰证，配伍茯苓、陈皮，如二陈汤（《太平惠民和剂局方》）。

3.用于湿痰头痛、眩晕，配伍天麻、白术，如半夏白术天麻汤（《古今医鉴》）。

4.用于痰饮或胃寒所致之呕吐，配伍生姜，如小半夏汤（《金匮要略》）。

5.用于胃热呕吐，配伍黄连。

6.用于阴虚呕吐，配伍石斛、麦冬。

7.用于气虚呕吐，配伍人参、白蜜，如大半夏汤（《金匮要略》）。

8.用于寒热错杂之心下痞，配伍黄芩、黄连、干姜，如半夏泻心汤（《伤寒论》）。

9.用于痰热结胸，配伍黄连、瓜蒌，如小陷胸汤（《伤寒论》）。

10.用于梅核气，配伍紫苏、厚朴、茯苓，如半夏厚朴汤（《金匮要略》）。

11.用于瘿瘤、痰核，配伍海藻、昆布、贝母，如海藻玉壶汤（《医宗金鉴》）。

12.用于和脾胃，配伍秫米（湿去故也）。

13.用于梦遗，配伍猪苓、牡蛎。

14.用于金刃入骨，配伍白蔹 [1]。

二、炮制品的合理使用

1.生半夏：有毒，可致唇舌刺痛、咽喉肿痛、呕吐，严重者可致失音，一般不作内服，多外用于疮痈肿毒，如治疗痈疽肿硬、厚如牛皮的四虎散（《仁斋直指方论》），治疗一切阴疽、流注的桂麝散（《药奁启秘》）。

2.清半夏：以燥湿化痰为主，长于化痰，可用于燥湿咳嗽、痰热内结、风痰吐逆、痰涎凝聚、咯吐不出，如治疗湿痰咳嗽的二陈汤（《太平惠民和剂局方》）。

3.姜半夏：善于止呕，以温中化痰、降逆止呕为主，用于痰饮呕吐、胃脘痞满，如治疗痰饮呕吐的小半夏汤（《金匮要略》），治疗胃脘痞满的半夏泻心汤（《伤寒论》）。

4.法半夏：偏于祛寒痰，具有调和脾胃的作用，用于痰多咳嗽、痰饮眩悸[2]。

5.清半夏、姜半夏的合理使用案例如下。

案例（一）

诊断：咳嗽，痰湿证。

方药：二陈汤。清半夏 9 g，茯苓 15 g，陈皮 10 g，炒甘草 6 g，生姜 10 g，乌梅 5 g。

分析：此方中清半夏长于燥湿化痰，诸药合用，可治疗寒痰咳嗽。

案例（二）

诊断：胃痞，寒热错杂证。

方药：半夏泻心汤。姜半夏 9 g，黄芩 10 g，黄连 5 g，干姜 10 g，炙甘草 10 g，党参 15 g，生姜 10 g。

分析：姜半夏长于止呕，可用于痰饮呕吐、胃脘痞满，诸药合用，可治疗胃脘痞满。

三、用法用量

半夏有毒，《中国药典》规定其内服一般炮制后使用，用量为 3 ~ 9 g。外用适量，磨汁涂或研末以酒调敷患处。

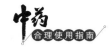

四、不良反应

1.《本草纲目》："有毒"。《名医别录》："生令人吐，熟令人下。"

2.毒理试验如下。

（1）半数致死量：生半夏混合液小鼠灌胃的半数致死量为 42.2 g/kg。

（2）毒性反应：白矾制半夏的混合液用至 80 g/kg 未见毒性反应。生半夏和制半夏的汤剂用至 100 g/kg 也未见毒性反应，说明生半夏汤剂的毒性很小。

（3）胚胎毒性：对妊娠大鼠的试验证明，生半夏粉灌胃对妊娠大鼠均有显著的毒性，使其体重减轻，阴道出血显著增多，早期胎死率显著增高，但未见致畸作用。

（4）抗早孕作用：小鼠妊娠第 7 天皮下注射半夏蛋白 250 mg，约半数发生流产。30 mg/kg 的抗早孕率达 100%。其抗早孕的作用机制为影响卵巢黄体功能，使内源性孕酮水平下降，导致脱膜变性终致流产，从而证实了《本草纲目》中半夏有"堕胎""孕妇忌之，用生姜则无害"的记载。

（5）致畸作用：生半夏、姜半夏、法半夏的煎剂腹腔注射对胚胎有致畸作用。半夏汤剂不引起微核率升高，对 DNA 的损伤和修复均无明显影响。因此，认为生半夏小鼠灌胃的毒性和致畸作用明显低于腹腔注射。姜半夏雌性大鼠灌胃 3 天，未见对胎鼠肝细胞的姐妹染色体交换和染色体畸变有影响，因此，认为半夏灌胃并不会出现遗传毒性。

（6）关于生姜炮制：传统认为生姜能解除半夏之毒性，实验提示半夏浸剂与干姜浸剂并用，并无明显的拮抗作用。生姜既不能解除生半夏对家鸽的催吐作用，也不能解除生半夏所致的失音。药理专家在 20 世纪 80 年代的临床观察已经证实，水漂或姜浸不能降低刺激性和毒性，煎煮 3 小时或用甘草液处理，也不能完全解毒。

（7）关于白矾炮制：半夏的刺激成分为 3,4-二羟基苯甲醛。

只有白矾对半夏的毒性才有解毒作用，现代制半夏都是用白矾炮制的。白矾炮制后的半夏煎汤没有毒性，因此古方中可能大量使用了制半夏汤剂。

（8）关于十八反：半夏反乌头，为十八反。半夏与乌头同用，小鼠灌胃试验有报道指出能增加毒性，但也有报道表明不会增加毒性。临床观察半夏、附子配伍，未见任何不良反应。《金匮要略》载有附子粳米汤，为半夏与附子同用的方剂先例。半夏能与附子同用，就应能与乌头同用，不能同用的可能是生乌头、生附子，而不是制乌头、制附子。

3. 临床观察如下。

生半夏有毒，制半夏无毒。生半夏、制半夏在常规剂量内水煎服没有不良反应，无论是长期水煎服还是大剂量水煎服，该药物一般情况下都没有明显的不良反应。

生半夏和鲜半夏的药渣有毒。有报道称，一中学生咀嚼新鲜半夏一颗，即刻出现了口麻、咽麻、恶心等中毒反应，及时吐掉后，又喝了大量冷开水，声音哑了4小时左右，才得以恢复正常。生半夏水煎后的药渣仍然有毒。生半夏对口腔、咽喉和消化道黏膜有强烈的刺激性，人误服后会发生肿胀、疼痛、失音、流涎、痉挛、呼吸困难，甚至窒息而死 [3]。

生半夏30 g水煎服，绝大多数患者没有发现有明显的不良反应，说明生半夏的有毒成分在生药饮片内，基本不溶于水。仅有少数年老体弱者有恶心和发麻反应，因此，年老体弱者剂量应减半。

上述表明，煎煮前的生半夏口服具有胚胎毒性；抗早孕用的是半夏蛋白，且是皮下注射；致畸作用是腹腔注射；都不是饮片汤剂口服。而汤剂口服实验和临床都没有发生毒性反应。既然药理实验提供了这些毒性反应，临床也应引起重视 [4]。

五、使用注意

患一切血证及阴虚血少、津液不足之病者忌用 [5]。

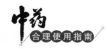

参考文献

[1] 孙西庆 . 神农本草经应用求真 [M]. 济南：山东科学技术出版社，2022.

[2] 王秋红 . 中药加工与炮制学 [M]. 北京：中国中医药出版社，2022.

[3] 彭成 . 中药药理学（新世纪第五版）[M]. 北京：中国中医药出版社，2021.

[4] 沈丕安 . 中药药理与临床运用（下册）[M]. 长春：吉林科学技术出版社，2020.

[5] 秦伯未 . 秦伯未医学丛书秦伯未实用中医讲义 [M]. 北京：中国医药科学技术出版社，2021.

白果

银杏科植物银杏的
干燥成熟种子。

一、临床及配伍应用

1. 用于风寒之寒喘，常配伍辛散宣肺之品，如鸭掌散（《摄生众妙方》），以本品与麻黄、甘草配伍。

2. 用于外感风寒而内有蕴热之喘咳气急、咳痰黄稠，可与清热散邪，宣肺定喘之品同用，如定喘汤（《摄生众妙方》），常配伍麻黄、桑白皮、黄芩等。

3. 用于肺热燥咳、咳喘无痰，配伍天冬、麦冬、款冬花等。

4. 用于肺肾两虚之虚喘，配伍五味子、核桃仁等以补肾纳气，敛肺平喘。

5. 用于妇人带下证，若脾肾亏虚，带下色清、质稀量多，常与补虚止带之品同用，如莲子、菟丝子、山药等；若属湿热下注，带下色黄腥臭，则配伍清热利湿药，如易黄汤（《傅青主女科》），如车前子、黄柏等。

6. 用于肾虚湿阻、清浊不分、小便白浊，可单用本品以除湿去浊，或与萆薢、益智仁等配伍，以增强祛湿、分清别浊之效。

7. 用于尿频、遗尿、遗精，单用有效，亦可与补肾固精缩尿之品配伍，如桑螵蛸、山茱萸、覆盆子等[1]。

二、炮制品的合理使用

1. 生白果：生品有毒，内服量宜小，能降痰浊，消毒杀虫，可用于癣疮、酒糟鼻、蛀牙等。

2.炒白果：白果炒后能降低毒性，增强收敛固涩作用，具有敛肺平喘，止带，缩尿的作用，多用于喘咳或久嗽、带下、遗精、遗尿等[2]。

三、用法用量

1.白果有毒，《中国药典》规定其用量为 5 ~ 10 g。

2.曾昭龙主编的《实用临床中药学（第2版）》中白果的用法及用量：内服，一般 6 ~ 10 g，大剂量可用至 30 g[2]。

四、不良反应

1.据报道，白果可引起肺水肿，其机制可能与药物对过敏体质的患者诱发了变态反应，或药物的毒性成分对肺细胞的细胞毒性作用有关[3]。

2.经典文献《本草纲目》：无毒。李时珍曰："熟食，小苦，微甘，性温，有小毒……多食令人腹胀。"

3.毒理试验：过多食用白果能引起中毒，大多发生在儿童中，可表现为发热、恶心、呕吐、腹痛、腹泻、惊慌、哭喊、强直、惊厥，及时抢救后大多能缓解，少数严重者可死亡。白果的毒性成分包括氰苷和吡哆醇类物质。氰苷能分解为氢氰酸，使人呼吸中枢中毒，但高温可破坏；吡哆醇类物质能使人惊厥。此外，漆树酸、氰苷等白果毒性成分能使人过敏。

4.临床观察：白果有小毒，在常规剂量内水煎服或长期服用没有不良反应，剂量过大可能使人中毒[4]。

五、与西药联用禁忌

白果不宜与可待因、吗啡、哌替啶、苯巴比妥等镇咳药和麻醉药同用，会加重麻醉，抑制呼吸[5]。

六、使用注意

1.白果味苦涩，具有收敛固涩的功效。凡喘咳、气逆，带下、小便频数等实证者忌用；外感初起或外邪未除者忌用。

2. 白果可以扩张脑血管，脑出血患者忌用[6]。

3. 若因白果中毒，可用麝香 0.3 g，温水调服；亦可用生甘草 30 ～ 60 g，或白果壳 30 g，煎服[2]。

参考文献

[1] 陈蔚文 . 中药学 [M]. 北京：中国中医药出版社，2008.

[2] 曾昭龙 . 实用临床中药学（第 2 版）[M]. 郑州：河南科学技术出版社，2020.

[3] 沈丕安 . 中药药理与临床运用 (上册)[M]. 长春：吉林科学技术出版社，2020.

[4] 沈丕安 . 中药药理与临床运用 (下册)[M]. 长春：吉林科学技术出版社，2020.

[5] 李典友 . 常见中草药高效种植与采收加工 [M]. 郑州：河南科学技术出版社，2019.

[6] 李亚平 . 常用中药配伍与禁忌 [M]. 北京：人民军医出版社，2009.

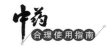

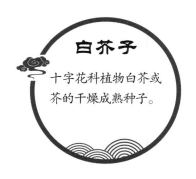

白芥子

十字花科植物白芥或
芥的干燥成熟种子。

一、临床及配伍应用

1. 用于寒痰咳喘、悬饮。善治"皮里膜外之痰"。治寒痰壅肺之咳喘、胸闷痰多，配伍苏子、莱菔子，即三子养亲汤；若悬饮咳喘、胸满胁痛，配伍甘遂、大戟以逐饮，如控涎丹。

2. 用于阴疽流注、痰阻经络关节之肢体麻木或关节肿痛。治疗阴疽流注，配伍鹿角胶、肉桂、熟地黄以温阳通滞，消痰散结，如阳和汤；治疗痰阻经络关节之肢体麻木或关节肿痛，配伍马钱子、没药，如白芥子散。

二、炮制品的合理使用

1. 生白芥子：辛散力强，善于通络止痛。多用于胸闷胁痛、关节疼痛、痈肿疮毒，如治疗痰饮胸闷、胁痛的控涎丹（《三因极—病证方论》），治疗寒痰凝滞之关节疼痛的白芥子散（《妇人良方》）。

2. 炒白芥子：可避免耗气伤阴，善于顺气豁痰，用于痰多咳嗽，如三子养亲汤（《韩氏医通》）。炮制后更利于粉碎和煎出，同时起到杀酶保苷的作用。

三、用法用量

《中国药典》规定芥子用量为 3 ~ 9 g。用量不宜过大，过量易导致胃肠炎，产生腹痛、腹泻[1]。

四、不良反应

1. 白芥子含芥子油苷，在水中，芥子酶会促其水解，产物芥子油对皮肤黏膜有刺激作用，能引起出血、灼痛、发疱。

2. 白芥子内服过量可引起剧烈的胃肠刺激症状，如呕吐、腹痛、腹泻。大剂量的白芥子能引起硫化物中毒[1]。

3. 白芥子口服和外敷均可出现过敏反应，表现为皮肤瘙痒、潮红，出现皮疹、丘疹、荨麻疹、水疱。有报道称，敷贴 40 分钟后可出现胸闷、呼吸急促、出汗、头昏、烦躁、血压下降等过敏性休克症状[2-3]。

五、使用注意

1. 本品辛温走散，耗气伤阴，久咳肺虚及阴虚火旺者忌用[4]。

2. 该药含芥子苷、芥子碱、芥子酶等。芥子苷水解后的产物对皮肤黏膜有刺激性，易发疱。有消化道溃疡、出血及皮肤过敏者忌用[4]。

3. 幼儿及孕妇慎用。

4. 关节红、肿、热、痛为阳证、热证者，内服、外用均不宜。

参考文献

[1] 曹兰秀. 白芥子导致过敏反应 2 例 [J]. 陕西中医，2011，32(11)：1549.

[2] 倪淑芝. 中药白芥子引起药疹 1 例报告 [J]. 中西医结合杂志，1986，(1)：25.

[3] 杨天赐，刘丰阁. 服用白芥子致过敏反应 2 例 [J]. 时珍国医国药，1999，10(4)：277.

[4] 雷载权，陈松育，高学敏，等. 中药学 [M]. 上海：上海科学技术出版社，2001：226-227.

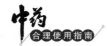

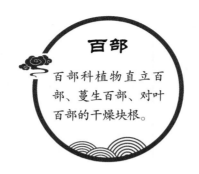

百部

百部科植物直立百部、蔓生百部、对叶百部的干燥块根。

一、临床及配伍应用

1.用于咳嗽。治疗风寒咳嗽，配伍荆芥、桔梗、紫菀，如止嗽散；治疗气阴两虚之久咳，配伍黄芪、沙参、麦冬，如百部汤；治疗阴虚之肺痨咳嗽，配伍沙参、麦冬、川贝；治疗百日咳，配伍贝母、紫菀、白前。

2.用于蛲虫、阴道滴虫、头虱、疥癣。常配伍蛇床子、苦参。

二、炮制品的合理使用

1.生百部：长于止咳化痰，灭虱杀虫。用于外感咳嗽、疥癣，如治疗风寒感冒咳嗽的百部丸（《证治准绳》），治疗疥癣的百部膏（《疡医大全》）。

2.蜜百部：可缓和对胃的刺激性，并增强润肺止咳的功效。用于肺痨咳嗽、百日咳，如治疗阴虚咳嗽、痰中带血、肺痨久咳的月华丸，治疗百日咳的百部煎，治疗小儿痰热蕴肺咳嗽的小儿百部止咳糖浆。

张永太[1]等通过对生百部与蜜百部生物碱的药理研究，结果表明，蜜百部与生百部相比，止咳作用明显增强，且毒性降低，这一变化促使原有的止咳有效成分含量增加，而有毒且对胃有刺激性的成分含量则有所下降。

三、用法用量

《中国药典》规定百部用量为 3～9 g。生品对胃有刺激性，服用量不宜过大。

四、不良反应

1.呼吸系统：人体服用百部过量会降低呼吸中枢兴奋性，导致呼吸中枢麻痹，出现呼吸困难[2]。

2.消化系统：主要表现为恶心、呕吐、腹痛、腹泻、胆绞痛。

3.过敏反应：皮肤出现红色粟粒样小疹，瘙痒难忍。

五、使用注意

1.百部易伤胃滑肠，故脾虚食少、便溏者忌用。

2.过敏者慎用。

参考文献

[1] 张永太，冯年平，修彦凤，等.百部蜜炙前后总生物碱含量比较[J].
中成药，2010，32(3)：451-453.

[2] ZHAO W，QIN G，YE Y, et al. Bibenzyls from Stemona
tuberosa[J]. Phytochemistry，1995，38(3)：711-713.

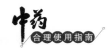

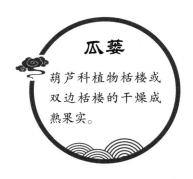

瓜蒌

葫芦科植物栝楼或双边栝楼的干燥成熟果实。

一、临床及配伍应用

1. 用于痰浊阻络型或痰瘀互结型胸闷、胸痛。临床以胸闷或胸部固定性疼痛，以及气短为特点。仝小林认为胸闷、胸痛的主要病机在于"痰""瘀"，善用瓜蒌，常以瓜蒌 15 ～ 30 g、薤白 9 ～ 15 g、丹参 9 ～ 30 g 三味药治疗胸痹、真心痛，具有通阳宽胸、活血行痹之效[1]。

2. 用于燥热咳嗽。临床以咳嗽、黄痰、口干、喘促等为特点。国医大师熊继柏临床上常以苇茎五虎颗粒治疗痰热壅肺之发热喘促，以炒瓜蒌皮 15 g、苇茎 30 g、炙麻黄 5 g、炒杏仁 10 g、生石膏 25 g 等相配伍，宣泄肺热，止咳平喘[2]。

二、用法用量

1. 《中国药典》规定瓜蒌用量为 9 ～ 15 g。瓜蒌仁长于润肺化痰，滑肠通便，用于燥咳痰黏、肠燥便秘。瓜蒌皮长于清热化痰，利气宽胸，用于痰热咳嗽、胸闷胁痛。

2. 经验用法与用量：瓜蒌常用剂量多为 6 ～ 40 g，最大剂量可至 120 g。建议根据疾病、证型、症状寻求最佳用量，如治疗冠心病、心律失常等心血管疾病，用量为 9 ～ 100 g，可宽胸散结；治疗肺系疾病（支气管炎等）及内分泌疾病（糖尿病、代谢综合征等），用量为 6 ～ 120 g，可清热化痰。

三、不良反应

瓜蒌皮毒性小，小鼠腹腔注射半数致死量为（363±33）g/kg，静脉注射半数致死量为（306±22）g/kg；犬亚急性毒性试验表明，部分犬给药后仅出现胃纳差、肝细胞局部轻度红肿，故使用瓜蒌较安全[3]。

四、配伍禁忌

不宜与川乌、制川乌、草乌、制草乌、附子同用。

五、使用注意

脾胃虚寒、便溏、寒痰及湿痰者慎服。

参考文献

[1] 武梦依，王佳. 瓜蒌、薤白、丹参治疗冠心病经验——仝小林三味小方撷萃 [J]. 吉林中医药，2020，40(9)：1125-1127.

[2] 李志更，赵晖，岳利峰. 国医大师名方验方选 [M]. 北京：北京工业出版社，2018.

[3] 南京中医药大学. 中药大辞典 [M]. 上海：上海科学技术出版社，2014.

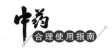

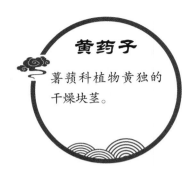

黄药子

薯蓣科植物黄独的
干燥块茎。

一、临床及配伍应用

1. 治疗痰火互结所致瘿瘤之要药，现代常用于治疗多种甲状腺肿大。

2. 治疗疮疡肿毒，常与金银花、紫花地丁等消热解毒药配伍，也可单用捣烂外敷。

二、用法用量

1. 黄药子有小毒，《中国药典》规定，煎服 5 ~ 15 g；研末服 1 ~ 2 g。外用适量，鲜品捣敷，或研末调敷，或磨汁涂。

2. 全小林常使用黄药子的剂量为 9 ~ 15 g，且首次使用剂量一般不超过 15 g；使用前需先检查肝功能，肝功能正常者方可用药；用药过程中，常佐以茵陈、赤芍、五味子等"保肝靶药"对抗黄药子的肝毒性，并定期复查肝功能，一旦出现肝功能异常，及时减量或停药[1]。

三、不良反应

常规剂量服用黄药子制剂后，也有可能出现口干、食欲不振、恶心、腹痛等消化道反应。服用过量可引起口、舌、喉等处烧灼痛，以及流涎，恶心，呕吐，腹痛，腹泻，瞳孔缩小，严重者出现黄疸。其直接毒性作用，是该药或其代谢产物在肝内达到一定浓度时干扰细胞代谢的结果，大量的有毒物质在体内蓄积可以导致急性肝中毒，最后出现明显黄疸、肝性脑病，也可能因窒息、心脏停搏而死亡。

黄独素 B 是黄药子的主要毒性成分，黄独素 B 导致肝细胞损伤的原因有氧化应激、线粒体损伤、诱导细胞的凋亡、胆汁淤积、TNF-α 介导的炎症反应，以及细胞色素 P450 酶代谢异常等[2]。除肝毒性外，黄独素 B 也可造成肾脏损伤[3]。

肾损伤的主要表现有肾小管部分上皮细胞坏死、线粒体嵴消失、细胞器悬浮于肿胀细胞质中、细胞膜损坏，以及肾小管狭窄，且在肾脏排泄过程中黄独素 B 还会反复刺激肾组织，损伤肾小管。

四、使用注意

黄药子有毒，不宜过量使用。脾胃虚弱及肝肾功能损害者慎用。

参考文献

[1] 胡诗宛，陈科宇，于晓彤，等 . 基于"量 – 效 – 毒"探讨仝小林教授使用黄药子治疗甲亢临床经验 [J]. 中医药学报，2023，51(1)：89-93.

[2] 张盼盼，仵琼，葛肖肖，等 . 黄药子毒性成分及其致毒机制研究进展 [J]. 现代中医药，2023，43(2)：8-12.

[3] 苏莉，朱建华，程利宝，等 . 亚急性黄药子中毒的实验病理学研究 [J]. 法医学杂志，2003，19(2)：81-83.

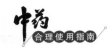

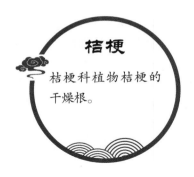

桔梗

桔梗科植物桔梗的
干燥根。

一、临床及配伍应用

1. 用于宣肺祛痰。治疗外感凉燥之咳嗽，如出自《温病条辨》之杏苏散[1]，可配伍紫苏、杏仁；治疗风热咳嗽，可配伍桑叶、菊花、杏仁；治疗燥痰咳嗽，可配伍贝母、瓜蒌。

2. 用于利咽排脓。治疗喉痹不通，可配伍甘草、黄芩、射干；治疗温毒咽喉肿痛，可配伍黄连、黄芩、马勃、牛蒡子；治疗肺痈独具疗效，在肺痈溃脓期提倡重用桔梗排脓。

3. 可引经载药上行。《太平惠民和剂局方》中参苓白术散以四君子汤加莲子、薏苡仁、白扁豆、山药、砂仁益气健脾渗湿，配伍桔梗载药上行，使"脾气散精，上归于肺"，并引诸药入肺，通调水道，利小便以实大便[2]。

二、用法用量

1. 《中国药典》规定桔梗用量为 3 ~ 10 g。

2. 李渔田[3]总结出，使用大量桔梗（50 g）可治疗肺痈咯脓血。

3. 史学瑞[4]也总结出，重用桔梗 40 g 及配伍其他中药可治疗声带结节。

三、不良反应

1. 桔梗对于中枢神经系统有刺激作用，可导致神经兴奋性增高，从而引起反胃、呕吐等不适症状，剂量过大时可致口腔、舌、咽喉部灼痛、肿胀，以及流涎、恶心、呕吐。

2. 有报道称，服用 12 g 桔梗的非单味药汤剂后，开始出现胸闷、憋气、心慌、咳嗽加剧且痰多、不能平卧等症状，此症状持续 2～3 小时[5]。

3. 常规剂量的桔梗和远志配伍使用，可增加毒副作用，因桔梗和远志都含皂苷，能刺激胃黏膜，易引起恶心、呕吐、心慌及头晕[6]。

四、使用注意

桔梗无明显副作用，但由于其性善上升，用量不宜过大，否则会引起呕吐。此外，肝阳上亢之眩晕、胃气上逆之呕吐、阴虚火旺之咯血等不宜使用桔梗[7]。

参考文献

[1] 谢鸣.方剂学 [M].北京：人民卫生出版社，2012.

[2] 樊永平.桔梗治肺而不止于肺——谈桔梗在方剂中的配伍特色[J].上海中医药杂志，1998，(12)：31-32.

[3] 李雨田，毛永恩，邹梅.浅谈桔梗在临床上的辨症应用 [J].时珍国药研究，1997，(6)：574-575.

[4] 史学瑞，关凤岭.重用桔梗治疗声带结节 35 例 [J].中医研究，2002，15(3)：38.

[5] 张良.桔梗致不良反应 1 例 [J].山东中医杂志，2004，23(9)：570.

[6] 胡子水.桔梗远志配伍致吐[J].山东中医杂志，1995，14(5)：224.

[7] 杨柏灿.药食两用之桔梗 [N].上海中医药报，2021，12(6)：11.

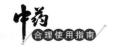

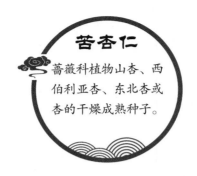

苦杏仁

蔷薇科植物山杏、西伯利亚杏、东北杏或杏的干燥成熟种子。

一、临床及配伍应用

1.用于咳嗽气喘。主入肺经，味苦能降，降肺气兼有宣肺之功效而达止咳平喘，为治疗咳喘之要药。随证配伍可用于多种咳喘病证，如风寒咳嗽，配伍麻黄、甘草，以散风寒，宣肺平喘，即三拗汤；风热咳嗽，配伍桑叶、菊花，以散风热，宣肺止咳，如桑菊饮；燥热咳嗽，配伍桑叶、贝母、沙参，以清肺润燥止咳，如桑杏汤；肺热咳喘，配伍石膏以清肺泄热，宣肺平喘，如麻杏石甘汤。

2.用于肠燥便秘。本品含油脂而质润，味苦而下气，故能润肠通便。常配伍柏子仁、郁李仁，如五仁丸。

二、炮制品的合理使用

1.苦杏仁：作用与生品相同。去皮，不仅能除去非药用部位，还便于有效成分煎出，提高药效，减少毒性，如治疗风热咳嗽的桑菊饮（《温病条辨》），治疗燥热咳嗽的桑杏汤（《温病条辨》），治疗肺热咳喘的麻杏石甘汤（《伤寒论》），治疗肠燥便秘的润肠丸（《仁斋直指》）。

2.炒苦杏仁：性温，长于温肺散寒，并可减少毒性。多用于肺寒咳喘，久喘肺虚，如治疗上气喘急的双仁丸（《圣济总录》）。

三、用量用法

1.苦杏仁有小毒，《中国药典》规定其用量为 5 ~ 10 g。临床常用量为 3 ~ 10 g。

2. 宜打碎入煎，以利于有效成分的溶出。以炮制后粉碎成原药材 1/8 ~ 1/4 大小的粗颗粒入煎，煎液中苦杏仁所含的苦杏仁苷含量最高，可达到 90% 以上 [1]。

3. 不宜久煎，久煎会降低药效。沸后煎煮 15 ~ 20 分钟，其煎液中苦杏仁苷的含量较高 [2]。

四、不良反应

苦杏仁中的苦杏仁苷属氰苷类，食用大量苦杏仁，在苦杏仁酶的作用下，可产生过量的氢氰酸而导致中毒。氢氰酸被人体吸收后，与组织细胞含铁呼吸酶结合，阻止呼吸酶递送氧气，致使人体缺氧 [3]。氢氰酸中毒后，轻度中毒者有头痛、头晕、无力、恶心等症状，4 ~ 6 小时后中毒症状消失；中度中毒者除上述症状外，还有呕吐、腹泻、胸闷、心慌与意识不清等症状；重度中毒者的上述症状更为明显，并出现气喘、痉挛、昏迷、牙关紧闭、瞳孔散大与对光反射消失、呼吸急促或缓慢而不规则，最后呼吸麻痹而死亡 [4]。幼童仅误食 0.01 g 的氢氰酸就会丧失生命，儿童食用生苦杏仁 10 ~ 20 粒、成年人食用 40 ~ 60 粒即有可能中毒死亡，致死量约 60 g [5]。

五、配伍禁忌

1. 不宜与收敛药配伍，以防延后药物的体内排泄而积蓄中毒。

2. 不宜与阿托品、溴丙胺太林合用，以免加重神经系统的毒副作用。

3. 不宜与苯巴比妥、普鲁卡因、可待因合用，以免加重呼吸中枢抑制，并损害肝功能。

4. 不宜与酸性药物合用，因苦杏仁在酸性介质中可加速氰化物形成，增加中毒的危险。

5. 不宜与利血平合用，以免流涎。

6. 不宜与硫酸亚铁、磺胺类药、氨茶碱、制酸药、洋地黄类药、左旋多巴合用，以免导致恶心、呕吐、腹泻。

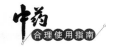

六、使用注意

1. 本品有小毒，内服不宜过量，以免中毒，勿久服。
2. 婴儿忌用。
3. 大便溏泄者慎用。

参考文献

[1] 南云生，林桂涛.粉碎度对苦杏仁中苦杏仁苷煎出率的影响 [J].中药通报，1988，13(12)：26.

[2] 柳黎明，李大岩，张惠娟.不同煎煮时间对苦杏仁甙含量的影响 [J].黑龙江医药，1988，11(1)：74.

[3] 唐嫚，田永富.对药典中"生苦杏仁宜后下"的讨论[J].首都医药，2008，(2)：43-44.

[4] 府明棣，叶进.杏仁毒性之探析[J].辽宁中医杂志，2015，42(2)：382-384.

[5] 李永，侯学敏.氰化物的中毒机理、检测及预防[J].山东食品科技，2002，(12)：28-29.

款冬花

菊科植物款冬的干
燥花蕾。

一、临床及配伍应用

用于多种咳嗽。长于治疗肺寒咳嗽，常配伍麻黄。

二、炮制品的合理使用

1. 生款冬花：长于散寒止咳，多用于外感暴咳或痰饮久咳，如治疗痰饮郁结的射干麻黄汤（《金匮要略》）。

2. 蜜款冬花：能增强润肺止咳的功效，多用于肺虚久咳或阴伤燥咳，如治疗劳证久嗽或肺痿的太平丸（《十药神书》）。

三、用法用量

1. 《中国药典》规定款冬花用量为 5 ～ 10 g。

2. 仝小林治疗咳嗽、哮喘之外寒内饮、寒饮伏肺证时，常用款冬花温肺化痰润燥，配伍紫菀、苏子、葶苈子等利肺化痰止咳，款冬花多用 30 g[1-2]；治疗慢性支气管炎卫阳表虚证时，款冬花温润止咳，配伍紫菀以增强润肺止咳之功效，其中紫菀、款冬花用量各为 15 g[3]。

3. 陈锐治疗痰热壅肺证之咳嗽、哮喘时，常用款冬花润肺止咳，配伍橘红以增化痰止咳之功效，其中款冬花 25 g、橘红 75 g[4]。治疗哮喘、老年自发性气胸、老年肺胀的实热喘咳时，款冬花润肺化痰，配伍桑白皮以增强泻肺化痰之功效，款冬花用量为 10 ～ 15 g[5]。

4. 杨明会治疗气道高反应性咳嗽时，多用蜜款冬花润肺化痰，配伍蜜紫菀以降气化痰止咳，蜜款冬花多用 10 g[6]。

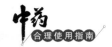

四、不良反应

款冬花中含有的肾形千里光碱，属于吡咯里西啶类生物碱。该类生物碱可引起肝脏毒性[7]，具有致突变性和致癌性[8]。

五、使用注意

孕期与哺乳期禁用[8]。

参考文献

[1] 贾淑明，彭智平，逄冰，等．仝小林教授运用射干麻黄汤治疗呼吸系统疾病解析[J].长春中医药大学学报，2014，30(4)：628-630.

[2] 周强，彭志平，逄冰，等．仝小林治疗咳嗽变异性哮喘验案[J].辽宁中医杂志，2013，40(3)：553-554.

[3] 郑玉娇，武梦依．"凉燥非燥"——仝小林辨治凉燥证经验发微[J].上海中医药杂志，2017，51(1)：26-28.

[4] 陈锐．橘红丸临床应用解析[J].中国社区医师，2012，28(42)：11.

[5] 陈锐．定喘汤临床新用[J].中国社区医师，2012，28(41)：14.

[6] 支艳．杨明会教授治疗气道高反应性咳嗽的临证经验研究[D].长春：中国人民解放军军医进修学院，2010.

[7] 陈雪园，张如松，杨苏蓓．款冬花化学成分及药理毒理研究进展[J].亚太传统医药，2012，8(1)：173-174.

[8] 曾美怡，李敏民，赵秀文．含吡咯双烷生物碱的中草药及其毒性（二）——款冬花和伪品蜂斗菜等的毒性反应[J].中药新药与临床药理，1996，(4)：52-53.

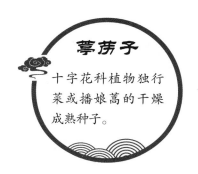

葶苈子

十字花科植物独行菜或播娘蒿的干燥成熟种子。

一、临床及配伍应用

1. 用于痰涎壅盛、喘咳不得平卧。常配伍苏子、桑白皮、杏仁以泻肺平喘。

2. 用于水肿、悬饮、胸/腹腔积液、小便不利。治疗腹腔积液、肿满属湿热蕴阻者，配伍防己、椒目、大黄，如己椒苈黄丸；治疗结胸证之胸胁积液，配伍杏仁、大黄、芒硝，如大陷胸丸。

二、炮制品的合理使用

1. 生葶苈子：力速而猛，降泄肺气作用强，长于利水消肿，宜于实证，如用于腹腔积液、胀满的己椒苈黄丸（《金匮要略》）；用于湿热中阻、水肿胀满的葶苈丸（《普济方》）。

2. 炒葶苈子：药性缓和，免伤肺气，宜于实中夹虚证。长于咳嗽喘逆，如治疗痰饮、咳喘、胸闷的葶苈大枣泻肺汤（《金匮要略》）；用于肺痈、咳唾脓血的葶苈薏苡泻肺汤（《张氏医通》）。

葶苈子经炒制能破坏酶，以防在体外酶解生成芥子油，从而减少对胃肠道的刺激性，达到减缓药物烈性的目的 [1]。

三、用法用量

《中国药典》规定葶苈子用量为 3 ～ 10 g，包煎。

四、不良反应

1. 心血管系统：主要以强心苷毒性为主。大剂量可引起心动过速、心室颤动等中毒症状[2]。

2. 消化系统：主要表现为恶心、呕吐、食欲不振。当剂量加大时，呕吐加剧并有腹泻[3]。

3. 水盐代谢：葶苈子善逐水，若用之不节或久服，可造成水电解质代谢紊乱，尤其是低钾血症，患者出现神倦乏力、心悸气短、纳呆腹胀、脉律失常等心脾肺俱虚之证。特别是心脏病并发心力衰竭者，由于对低钾敏感，耐受性差，甚则可以引起严重心律失常而导致死亡。因此，在重用葶苈子治疗肺源性心脏病（简称肺心病）并发心力衰竭时，应防止低钾血症的出现[4]。

4. 黏膜刺激：葶苈子对眼、鼻及咽部黏膜有刺激性，可以引起眼眶及前额胀痛、角膜发泡、视力减弱[5]。其刺激性物质为葶苈子中所含有的异硫氰酸酯类成分及芥子苷等硫苷的水解产物。

5. 内分泌系统：长期使用葶苈子可引起缺碘而致的甲状腺肿大[6]。

6. 过敏反应：患者皮肤出现点片状红色丘疹，伴瘙痒等过敏症状。停服中药，口服抗过敏药物可使症状缓解[7]。过敏性休克的症状初起可见胸闷憋气、恶心呕吐、头晕心慌、皮肤瘙痒、烦躁不安、颈项胸腹满布皮疹，继则面色、口唇苍白，冷汗自出，呼吸困难，心音低钝，血压下降[8]。

五、使用注意

1. 虚证者慎用。

2. 不宜久服，久服令人虚。

参考文献

[1] 刘波，张华. 葶苈子炮制前后芥子甙的含量比较[J]. 中成药，1990，(7)：19.

[2] 李广勋. 中药药理毒理与临床[M]. 天津：天津科技翻译出版公司，1992.

[3] 郑虎占，董泽宏，佘靖. 中药现代研究与应用（第五卷)[M]. 北京：学苑出版社，1998.

[4] 李国臣.葶苈子致虚浅析 [J].中国中药杂志，1997，22(9)：569.

[5] 张永红.葶苈子中毒一例 [J].中医药研究，1990，6(1)：21.

[6] 姜志业.葶苈子治疗甲状腺功能亢进症 [J].中药药理与临床，1997，13(2)：46.

[7] 张崇吾.葶苈子过敏 2 例报告 [J].陕西中医，1998，19(3)：132.

[8] 杜生敏.葶苈子致过敏性休克 1 例报道 [J].中医杂志，1983，24(12)：12.

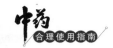

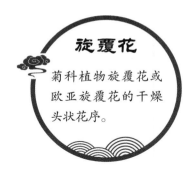

旋覆花

菊科植物旋覆花或欧亚旋覆花的干燥头状花序。

一、临床及配伍应用

1. 用于痰多气逆型咳嗽。临床以咳声重浊、痰黏量多，舌淡胖、边有齿痕、苔白腻，脉濡缓或滑为特点。此药使三焦通畅，为治咳要药[1]。王庆国认为，旋覆花一味药可同时调节肺、胃、肾三脏的气机，三焦通畅，临床上常运用金沸草散加减治疗多种证型的咳嗽，多数有效。其中，旋覆花 10 ~ 15 g、白芍 10 ~ 15 g、甘草 10 g，三味不可或缺，其余药物则可随证加减。

2. 用于痰阻气逆型呕吐。临床以心下痞硬、噫气频作、呕呃、苔白滑、脉弦虚为特点。全小林治疗顽固性呕吐的患者时，往往选用旋覆花 15 g、代赭石 15 ~ 30 g 治疗，疗效显著[2]。沈舒文认为，治疗呕吐等胃病以和降为要，用佛手 12 g、旋覆花 10 g、苏梗 10 g 以宽胸消胀，理气和中，降逆胃气，使胃气和降、滞气消散、逆气顺降，胃腑功能得以恢复[3]。

二、炮制品的合理使用

1. 生旋覆花：可降气，消痰，行水，止呕。用于风寒咳嗽、痰饮蓄结、胸膈痞满、喘咳痰多、呕吐噫气、心下痞硬。

2. 蜜旋覆花：多用于润肺止咳。

三、用法用量

1. 《中国药典》规定旋覆花用量为 3 ~ 9 g，包煎。

2. 经验用法与用量：内服 1.5 ~ 30 g[4]。使用时应注意，旋覆花的绒毛可引起患者呛咳及呕吐[5]。因此，一般建议患者使用包煎袋包煎。旋覆花以 1/4 装量包煎最为适宜，且煎后应挤压包煎袋以促进有效成分的溶出[6]。

四、不良反应

旋覆花包煎，用量为 10 g 时，有患者出现头晕、胸闷、心慌、恶心、呕吐等症状，去掉旋覆花后诸症消失[7]。但旋覆花的致敏成分尚不清楚。据报道，含有倍半萜类化合物的植物会引起系统性特应性皮炎，因此，推测引起皮肤过敏的可能是倍半萜类化合物[8]。此外，旋覆花未包煎且用量为 60 g 时，也有引起咽喉刺痒、恶心、呕吐等胃肠道反应的报道[9]。

五、使用注意

阴虚痨嗽、津伤燥咳者忌服。

参考文献

[1] 杨贤斌 . 旋覆花在治疗咳嗽中的应用 [J]. 中国乡村医药，2012，19(9)：35，44.

[2] 李君玲 . 仝小林教授治疗糖尿病胃轻瘫病例研究及其经验方对糖尿病大鼠胃肠动力作用研究 [D]. 北京：北京中医药大学，2013.

[3] 胡亚莉，惠建萍，许永攀，等 . 论名老中医沈舒文教授运用角药辨治脾胃病经验撷萃 [J]. 辽宁中医药大学学报，2020，22(6)：149-152.

[4] 向才红 .《伤寒杂病论》中化瘀化痰药在现代医案中的剂量研究 [D]. 武汉：湖北中医药大学，2012.

[5] 洪菲，洪英 . 旋覆花临床催吐举隅 [J]. 广西中医药，2005，28(6)：32-33.

[6] 耿花娥，王玉英 . 中药汤剂中包煎药物实验研究 [J]. 河南中医学院学报，2008，23(137)：45-46.

[7] 郁红芳 . 煎服旋覆花出现过敏反应 1 例 [J]. 中国中药杂志，

1999，24(2)：115.

[8] PAULSEN E. Systemic allergic dermatitis caused by sesquiterpene lactones[J]. Contact Dermatitis，2017，76(1)：1-10.

[9] 徐玲，王璐瑜，李学英 . 旋覆花过量引起不良反应 1 例 [J]. 中国民间疗法，2006，14(1)：40-41.

第十四章

安神药

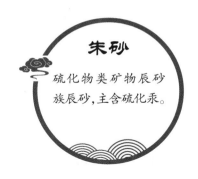

朱砂

硫化物类矿物辰砂族辰砂，主含硫化汞。

一、临床及配伍应用

1. 治疗心火亢盛、阴血不足引起的心神不安、怔忡失眠、胸中烦热、夜睡多梦，在西医学中，若失眠症属于心火亢盛证，常用以朱砂为主的复方，如朱砂安神丸、黄连安神丸、朱砂膏等。

2. 治疗痰迷心窍等证，西医学的脑卒中及昏迷若属于痰迷心窍，常用以朱砂为主的复方，如苏合香丸、紫雪丹等。

3. 治疗霍乱吐泻转筋、痛症暴病、头目眩晕、咽喉肿痛、赤痢腹痛，相当于西医学的霍乱，常用以朱砂为主的复方，如卫生防疫宝丹、回生丹等[1]。

二、用法用量

朱砂有毒，《中国药典》规定其用量为 0.1 ~ 0.5 g，多入丸散服，不宜入煎剂。外用适量。

三、不良反应

1. 给予小鼠朱砂一次性灌胃 24 g/kg（按体表面积折算为约人日用量的 300 倍），未见明显毒性反应。对大鼠按 0.1 g/（kg·d）连续朱砂灌胃 3 个月，除肝肾外，其他主要脏器未见明显病理改变，提高剂量后肾脏病变加剧，但与肝肾功能相关的血液生化和尿液指标未见异常。

2. 朱砂短期内大剂量或长期小剂量给药可引起染色体损伤。

3. 朱砂对生殖系统和早期胚胎发育有毒性。

4. 人口服过量朱砂（7～30 g/d）可引发不良反应，出现头晕、头痛、唾液增加、恶心、呕吐、言语困难、走路不稳，甚至四肢抽搐、意识丧失等症状。

5. 朱砂为无机汞，长期内服会产生慢性汞中毒，分为消化道毒性和肾毒性两类。消化道中毒症状有流涎、口腔炎和出血性大肠炎。肾中毒表现为尿检有蛋白质、红细胞管型、颗粒管型和透明管型，肾小管退化和坏死。有报道称，口服朱砂制剂会引起慢性汞中毒，以神经衰弱综合征为主，如心神不安、口中有金属味、牙龈肿胀、食欲不振、腹痛、腹泻等[2]。

四、与西药联用禁忌

1. 朱砂碱性较强，不宜与酸性药物（如胃蛋白酶合剂、阿司匹林等）联用，以免降低疗效。

2. 不能与四环素类抗生素、奎宁等同服，因其可减少四环素族抗生素及奎宁等在肠道的吸收，使其血药浓度降低。

3. 不能与维生素 B_1 同服，因其能中和胃酸而促使维生素 B_1 的分解，从而降低维生素 B_1 的药效[3]。

五、使用注意

老年人和患有慢性肾病的患者应禁止使用含朱砂的中成药和饮片[2]。

参考文献

[1] 彭成.中药药理学（新世纪第五版）[M].北京：中国中医药出版社，2021.

[2] 沈丕安.中药药理与临床运用[M].长春：吉林科学技术出版社，2020.

[3] 杨梓懿.中药调剂与养护学[M].北京：中国中医药出版社，2017.

合欢皮

豆科植物合欢的干燥树皮。

一、临床及配伍应用

1. 用于愤怒所致的精神不安、情绪低落、失眠、健忘，常配伍柏子仁、酸枣仁、白芍、栀子等养心安神药，如合欢汤。

2. 用于跌打损伤、骨折疼痛，常配伍当归、乳香、桃仁、红花等活血化瘀止痛药，如合欢皮散。

3. 用于痈肿疮毒、肺痈咳吐脓血、胸痛，单用有效，或本品配伍白薇、冬瓜仁、薏苡仁、鱼腥草等药，如黄芪汤[1]。

二、用法用量

1.《中国药典》规定合欢皮用量为 6 ～ 12 g。

2. 在《中药临证备要十六讲》中，郑虎占认为合欢皮的临床用量是成年人每日一般为 15 ～ 24 g[2]。

3.《神农本草经》中合欢皮用量为 10 ～ 30 g，煎服。

三、不良反应

临床观察合欢皮无毒。在常规剂量内水煎服及长期服用没有不良反应。合欢皮剂量过大有时存在胃不良反应[3]。

四、与西药联用禁忌

合欢皮含较多鞣质，应尽量避免与酶类制剂、苷类制剂、B 族维生素和铁制剂等西药的联合应用[4]。

五、使用注意

1.风热自汗、外感不眠者禁用[5]。

2.合欢皮对妊娠子宫能增强其节律性收缩，并有抗早孕效应，孕妇慎用[6]。

参考文献

[1] 张穗坚.中国地道药材鉴别使用手册[M].广州：广东旅游出版社，2002.

[2] 郑虎占.中药临证备要十六讲[M].北京：中国中医药出版社，2014.

[3] 沈丕安.中药药理与临床运用[M].长春：吉林科学技术出版社，2020.

[4] 苗明三，朱飞鹏，朱平生.实用中药毒理学：中药毒理学[M].第二军医大学出版社，2007.

[5] 钟国跃，瞿显友.重庆中药志[M].北京：中医古籍出版社，2021.

[6] 周幸来，陈新华.中药应用禁忌速查[M].沈阳：辽宁科学技术出版社，2014.

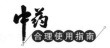

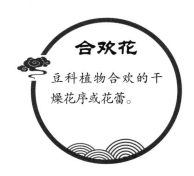

合欢花

豆科植物合欢的干燥花序或花蕾。

一、临床及配伍应用

1. 用于抑郁、失眠，常配伍柏子仁、白芍，水煎，冲服珍珠、琥珀各 1 ~ 2 g。

2. 用于湿困食少，常配伍扁豆花、厚朴花[1]。

二、用法用量

《中国药典》规定合欢花用量为 5 ~ 10 g。

三、不良反应

临床观察合欢花无毒。在常规剂量内水煎服及长期服用没有不良反应。若合欢花剂量过大，有时存在胃肠道不良反应[2]。

四、使用注意

合欢花气味芳香，故凡阴虚津伤者，皆慎用。

参考文献

[1] 杨卫平，夏同珩. 特色中草药及配方 [M]. 贵阳：贵州科技出版社，2016.

[2] 周幸来，陈新华. 中药应用禁忌速查 [M]. 沈阳：辽宁科学技术出版社，2014.

首乌藤

蓼科植物何首乌的干燥藤茎。

一、临床及配伍应用

1. 用于虚烦不眠、多梦。治疗阴虚血少的失眠多梦、心神不宁，常配伍合欢皮、酸枣仁以养心安神；治疗阴虚阳亢、彻夜不眠，配伍龙齿、柏子仁、珍珠母，如甲乙归藏汤。

2. 用于血虚身痛、风湿痹痛，常配伍鸡血藤、当归、川芎以补血活血，通经止痛。

3. 用于风疹、疥癣引起的皮肤瘙痒，常配伍蝉蜕、浮萍、地肤子。

二、用量用法

《中国药典》规定首乌藤用量为 9 ~ 15 g，煎服。外用适量，煎水洗患处。

三、不良反应

1. 首乌藤与何首乌同属一株植物，两者的不良反应多数表现为肝损伤。免疫损伤、超剂量、长期服用和遗传多态性都可能是药物致肝损害的原因[1]。

2. 肖小河等推测首乌藤相关性肝损伤与患者的特异质有关[2]。

参考文献

[1] 陶丽宇，高月求. 患者口服首乌藤与其发生肝损伤的相关性研究[J]. 中西医结合肝病杂志，2021，31(3)：199-201.

[2] 肖小河，唐健元，茅益民，等．中药药源性肝损伤临床评价技术指导原则 [J]．药学学报，2018，66(11)：1931-1942．

第十五章

平肝息风药

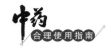

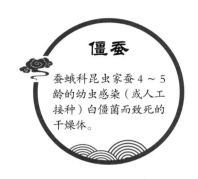

僵蚕

蚕蛾科昆虫家蚕4~5龄的幼虫感染（或人工接种）白僵菌而致死的干燥体。

一、临床及配伍应用

1.用于惊痫抽搐。对惊风、癫痫夹有痰热者尤为适宜。治疗小儿痰热急惊，配伍全蝎、牛黄、胆南星以清热化痰，息风止痉，如千金散；治疗小儿脾虚久泻、慢惊抽搐，配伍党参、白术、天麻以益气健脾，息风止痉，如醒脾散；治疗破伤风痉挛抽搐、角弓反张，配伍全蝎、蜈蚣、钩藤以息风镇痉，如撮风散。

2.用于风中经络、口眼㖞斜。长于祛外风止痉，常配伍全蝎、白附子以祛风止痉，如牵正散。

3.用于风热头痛、目赤、咽肿、风疹瘙痒。治疗肝经风热上攻引起的头痛、目赤肿痛、迎风流泪，配伍桑叶、木贼、荆芥以疏风清热，如白僵蚕散；治疗风热上攻所致的咽喉肿痛、声音嘶哑，配伍桔梗、荆芥、甘草，如六味汤；治疗风疹瘙痒，配伍蝉蜕、薄荷以祛风止痒。

4.用于痰核、瘰疬。配伍浙贝母、夏枯草、连翘以清热化痰散结。

二、炮制品的合理使用

1.生僵蚕：辛散之力强，药力猛。长于祛风定惊。用于惊痫抽搐、风疹瘙痒、肝风疼痛，如治疗惊痫抽搐、口眼㖞斜的牵正散（《杨氏家藏方》）。

2.麸炒僵蚕：长于化痰散结。用于痰核、瘰疬、中风失音，如治疗中风失音或喉中痰声作响的通关散（《证治准绳》），治疗喉风、咽喉肿痛的白僵蚕散（《魏氏家藏方》）。

三、用法用量

1.《中国药典》规定僵蚕用量为 5 ~ 10 g。

2. 临床上不宜超剂量服用，但用于解痉和治疗肿瘤时，剂量可加大至 10 ~ 15 g。

四、不良反应

1. 过敏反应，包括全身瘙痒，出现散在淡红色斑丘疹，呈蚕豆样、铜钱样大小不等的风团[1]，或发生过敏性肺炎，出现咳嗽、发热、咳痰、乏力等症状[2-3]。

2. 剂量偏大时，可出现腹胀、腹痛、恶心、呕吐等不良反应[4]，严重者可能出现头昏，眼球、舌、面肌震颤及全身痉挛，肌张力增加，共济失调。极少数患者甚至抽搐、昏迷、死亡[5-6]。

五、使用注意

1. 僵蚕具有抗凝作用，凝血机制障碍、有出血倾向者忌用[7]。

2. 僵蚕含草酸铵，肝性脑病患者慎用，以防治加重肝昏迷[1]。

3. 僵蚕为虫类药，是异性蛋白，僵蚕体中含有变态活性刺激物，过敏体质者慎用[8]。

参考文献

[1] 王居祥.论僵蚕的不良反应 [J].中草药，1998，(12)：843.

[2] 陈晓玲.僵蚕致过敏反应 1 例 [J].中国中西医结合杂志，2000(2)：63.

[3] 张聪.服僵蚕出现过敏反应 1 例 [J].中国中药杂志，1999，(2)：51.

[4] 柳长锁，向淑华.僵蚕中毒 248 例临床分析 [J].临床荟萃，2004，19(9)：495.

[5] 张增海.僵蚕致全身肌肉阵挛性抖动 2 例 [J].中医杂志，2011，52(21)：1889.

[6] 朱艳红.僵蚕中毒致椎体外系反应 1 例急救护理 [J].中国社区医

师（医学专业），2011，13(19)：134.

[7] 杨晓君.僵蚕的现代研究及临床应用现状 [A]// 山东省药学会.第
十二届山东省药剂学术会议论文集.济南：山东省科学技术协会，
2006：99-106.

[8] 肖桂明，贾翠娥，兰晨.僵蚕入药切勿忽视其潜在的毒性反应 [J].
医学信息（上旬刊），2011，24(8)：5144-5145.

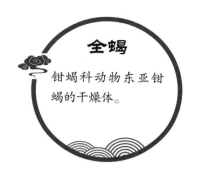

全蝎

钳蝎科动物东亚钳蝎的干燥体。

一、临床及配伍应用

1. 用于痉挛抽搐。常配伍蜈蚣。
2. 用于疮疡肿毒、瘰疬结核。常配伍蜈蚣、地龙。
3. 用于风湿顽痹。可与川乌、白花蛇、没药等祛风活血、舒筋活络之品同用。

二、用法用量

全蝎有毒，《中国药典》其用量为 3 ~ 6 g。用量不宜过大，中毒量常为 30 ~ 60 g。

三、不良反应

全蝎中含有的蝎毒，是一种类似蛇毒具有神经毒性的蛋白质，在临床上使用不当（多因超量所致）时会产生毒副反应。主要包括过敏反应（可导致死亡）、肝功能异常、肾功能损伤、心血管系统反应、胃肠道反应、新生儿呼吸抑制、神经毒性反应及中毒死亡等多种类型[1]。蝎毒的毒性作用先引起强烈兴奋、肌肉痉挛，后致四肢麻痹、呼吸停止。该毒还对骨骼肌有直接兴奋作用，可引起自发性抽动和强直性痉挛[2]，因此全蝎应严格控制用量。

四、使用注意

1. 全蝎为走窜之品，血虚生风、脾虚慢惊者慎用。
2. 本品可引起子宫收缩且有毒，孕妇忌用。

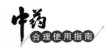

3. 体质过敏者、儿童、老人慎用。

[1] 吕俊秀，杨文华.全蝎的不良反应研究及防治[J].中国民族民间
    医药，2010，19(1)：45，48.
[2] 欧明，王宁生.中药及其制剂不良反应大典[M].沈阳：辽宁科
    学技术出版社，2002.

天麻

兰科植物天麻的干
燥块茎。

一、临床及配伍应用

1.用于肝风内动、惊痫抽搐。治疗小儿急惊风,配伍羚羊角、钩藤、全蝎,即钩藤饮子;治疗小儿脾虚慢惊,配伍人参、白术、僵蚕,如醒脾丸;治疗破伤风之痉挛抽搐、角弓反张,配伍天南星、白附子、防风,如玉真散。

2.用于眩晕、头痛,为止眩晕的良药。治疗肝阳上亢引起的眩晕、头痛,配伍钩藤、石决明、牛膝,如天麻钩藤汤;治疗风痰上扰引起的眩晕、头痛,配伍半夏、白术、茯苓,如半夏白术天麻汤。

3.用于肢体麻木、痉挛抽搐、风湿痹痛。治疗风中经络之手足不遂、肢体麻木、痉挛抽搐,配伍川芎,如天麻丸;治疗风湿痹痛、关节屈伸不利,配伍秦艽、羌活、桑枝,如秦艽天麻汤。

二、用法用量

1.《中国药典》规定天麻用量为 3 ~ 10 g。

2.现代药理实验证明,天麻有一定的毒副作用,中毒剂量是 40 g 以上,中毒潜伏期是 1 ~ 6 小时[1]。

三、不良反应

1.有报道称,将 80 g 天麻炖汤食后,出现面部灼热、乏力、头晕眼花、头痛,随之昏迷约 1 小时[2]。

2.口服天麻,可能出现皮肤瘙痒、荨麻疹样药疹、水肿性红斑、过敏性紫癜、眼睑和双手水肿[3-4]。

3.有患者在服用焦天麻后出现恶心、呕吐、胸闷、心慌、自汗、呼吸加快、小便失禁及神志不清等现象，推断可能是焦天麻经焦化或炭化后产生的毒副作用[5]。

4.据报道，有患者注射天麻注射液2 mL，3分钟后即感胸闷憋气、头晕心慌、皮肤瘙痒、烦躁不安、冷汗自出、呼吸困难、手足麻木、头昏、心悸、疲乏无力、腹部阵发性绞痛等[6]。

四、使用注意

津液衰少、舌干口燥、咽干、大便闭涩、虚损、经脉失养等属阴血亏虚者，均慎用天麻[7]。

参考文献

[1] 梁华龙，郭芳.中药毒副作用及其处理[M].郑州：河南科技出版社，1994.

[2] 王效平，韩智国，范叔弟.天麻毒性反应一例报告[J].中医药信息，1986，(2)：24.

[3] 程瑜.口服天麻致药疹1例[J].中国民间疗法，2007，15(4)：42-43.

[4] 张喜顺，冯志鹏.天麻致口唇及双眼睑血管水肿1例[J].山东医药，2006，46(4)：18.

[5] 潘世庆，朱洪儒.警惕焦天麻的毒副作用[J].中国中药杂志，1993，(10)：601.

[6] 顾廷全.天麻致过敏性休克一例报道[J].四川中医，1988，(2)：46.

[7] 蒲昭和.有关天麻毒副作用的临床报道及认识[J].中国中医药信息杂志，1997，(3)：12-13.

蜈蚣

蜈蚣科动物少棘巨
蜈蚣的干燥体。

一、临床及配伍应用

1. 用于痉挛抽搐。常配伍全蝎，如止痉散。
2. 用于疮疡肿毒、瘰疬。配伍黄连、大黄、生甘草可治毒蛇咬伤。
3. 用于风湿顽痹。常配伍防风、独活、威灵仙以祛风除湿通络。
4. 用于顽固性头痛。常配伍天麻、川芎、僵蚕。

二、用法用量

蜈蚣有毒，《中国药典》规定其用量为 3 ~ 5 g，用量不宜过大。

三、不良反应

1. 过敏反应：因蜈蚣有毒成分具有溶血作用，可引起过敏性休克，少量能兴奋心肌，大量能导致心肌麻痹，亦能抑制呼吸中枢。口服中毒剂量一般为 12 ~ 30 g，潜伏期为 30 分钟至 4 小时[1]。本品是一种毒性较强的药物，正常用量仍可能会因个体体质差异而产生不良反应，导致患者用药后出现瘙痒、皮疹[2]。

2. 心肌受损、消化道疾患：患者用药后出现胃痛、心悸、胸闷、气短，经检查发现频发室性期前收缩、十二指肠溃疡[3]。

3. 急性肝肾功能损害：有患者出现急性肝损害，表现为右肋下痛，厌食，身、目、尿皆黄等症[4]。有患者出现尿少、腰痛加重、双侧眼睑水肿、恶心、呕吐、鼻衄、皮下瘀斑、排黑便，最终死亡[5]。

4. 神经系统中毒反应：患者服含蜈蚣的散剂后，致两腿挛急抽筋，颈部阵发性角弓反张，左眼开合障碍，喝水时卷舌呛水，似有舌咽神经、三叉神经、动眼神经、面神经、听神经等多条神经发生不同程度的病理改变[6]。

5.溶血性贫血反应：患者服药 3 天后即感头昏、周身不适、四肢无力，尿呈酱油色；继服 4 剂后，症状加重，遂卧床不起[7]。

四、使用注意

1.蜈蚣为走窜之品，血虚生风、脾虚慢惊、手术和放化疗后体质虚弱者不宜用。

2.孕妇忌用。

3.体质过敏者慎用。

4.肝肾功能不全者慎用。

5.皮肤溃烂者不宜外用。

参考文献

[1] 焦万田.中药不良反应与治疗 [M].北京：人民军医出版社，1996.

[2] 邓朝纲.蜈蚣致过敏性反应 2 例 [J]. 江苏中医，1998，(11)：42.

[3] 郭志达.过量蜈蚣引起不良反应 1 例报告 [J]. 中西医结合杂志，1991，(8)：485.

[4] 伍玉元.蜈蚣粉致急性肝功能损害 2 例 [J]. 中国中药杂志，1994，19(1)：50.

[5] 赵鹏俊，邹永祥.口服蜈蚣粉致急性肾功能衰竭死亡 1 例 [J]. 中国中药杂志，1996，21(10)：634.

[6] 肖贻纯.蜈蚣、全蝎致神经中毒 1 例 [J]. 中国中药杂志，1998，23(2)：117.

[7] 刘培琳，满维新.服用蜈蚣引起溶血性贫血1例报告[J].沂蒙医药，1984，(3)：65.

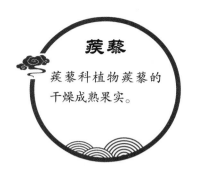

蒺藜

蒺藜科植物蒺藜的
干燥成熟果实。

一、临床及配伍应用

1.治疗肝气不舒、气机郁结于咽喉的"喉痹"，常配伍牛蒡子、僵蚕等。

2.治疗肝气郁结引起的胸胁疼痛，常配伍柴胡、香附、青皮等。

3.治疗产后肝气郁结、乳汁不通、乳房胀痛，单用研末服，或配伍青皮、穿山甲、王不留行等。

4.治疗肝肾两虚、目失所养引起的视物昏花等，常配伍熟地黄、山药、山茱萸等组成明目地黄丸。

5.治疗荨麻疹、湿疹、神经性皮炎、银屑病、老年性皮肤瘙痒等多种病症，常与白鲜皮、苦参、地肤子等配伍以增强疗效[1]。

二、用法用量

蒺藜有小毒，《中国药典》规定其用量为 6 ~ 10 g。

三、不良反应

体外细胞模型、动物实验和临床应用等结果提示蒺藜具有一定的肝肾毒性。蒺藜的毒性作用主要是由于植物中含有毒性的硝酸盐，但对蒺藜中硝酸盐含量的记载较少，需要进一步研究证实。硝酸盐进入人体后，会被体内的某些物质还原成亚硝酸盐。亚硝酸盐进而可导致血红蛋白转变为高铁血红蛋白，使血红蛋白失去运输氧气的能力，从而引发窒息现象。亚硝酸盐亦可作用于血管平滑肌使血管扩张、血压下降，发生休克，甚至死亡。

有报道称，蒺藜中毒后可见嗜睡、乏力、头昏、恶心、呕吐、心悸、气急、脉数，口唇、指甲、皮肤黏膜呈青紫色。严重者可出现肺水肿、呼吸衰竭，并可引起高铁血红蛋白血症而产生窒息。引起过敏可见猩红热样药疹。

蒺藜临床应用剂量范围很大，从几克到三十几克。蒺藜在动物实验中，用临床剂量 100 倍或 1/4 半数致死量的高剂量组，可观察到蒺藜对小鼠肝肾及睾丸的脏器指数有所影响。对于常用的制何首乌与蒺藜共同治疗白癜风的研究中，可观察到按照临床剂量给小鼠连续使用蒺藜两周，在肝脏组织学中并未发现蒺藜对肝脏组织造成影响。实验继续测定得出，小鼠对蒺藜的最大耐受量为人常用剂量的 40 倍。上述实验可以看出，蒺藜依临床剂量使用基本安全。实验中蒺藜对肝肾产生影响的，多为大剂量长期用药的结果 [2]。

四、与西药联用禁忌

蒺藜与肾上腺皮质激素不宜同用 [3]。

五、使用注意

1. 气虚血亏者慎用。
2. 孕妇慎用 [4]。

参考文献

[1] 宋永刚.神农本草经讲读 [M].北京：中国中医药出版社，2018.

[2] 杜冠华.中药材"毒"古今研究概评 [M].北京：中国医药科技出版社，2018.

[3] 严世芸.中国中医药学术年鉴·2002[M].上海：上海中医药大学出版社，2003.

[4] 张冰.临床中药学 [M].北京：中国中医药出版社，2012.

第十六章

开窍药

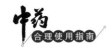

石菖蒲

天南星科植物石菖
蒲的干燥根茎。

一、临床及配伍应用

1. 用于痰湿蒙蔽清窍引起的神志昏迷。石菖蒲长于开心窍、去湿浊、醒神志。治疗痰热蒙蔽、高热、神昏谵语，配伍郁金、半夏、竹沥，如菖蒲郁金汤；治疗痰热癫痫抽搐，配伍枳实、竹茹、黄连，如清心温胆汤；治疗湿浊蒙蔽、头晕、嗜睡、健忘、耳鸣、耳聋，配伍茯苓、远志、龙骨，如安神定志丸。

2. 用于湿阻中焦、脘腹胀满。常配伍砂仁、苍术、厚朴以化湿行气；用于湿热毒盛、里急后重、不纳水谷的噤口下痢，配伍黄连、茯苓，如开噤散。

二、用法用量

1.《中国药典》规定石菖蒲用量为 3 ~ 10 g。

2. 张莉莉等通过搜集古代医籍及现代医家临床应用文献，总结出石菖蒲的临床应用范围为 4 ~ 30 g。如治疗抑郁、哮喘、认知功能障碍，用量为 4 ~ 6 g，可化痰开窍，行气化浊；治疗失眠、小儿抽动症、小儿多动症、头痛、咳嗽变异性哮喘、麻痹性肠梗阻、冠心病、高血压，用量为 6 ~ 10 g，可祛风镇痉，开窍豁痰；治疗溃疡性结肠炎、癫痫共患抽动障碍、神志病、小便不利，用量为 10 ~ 15 g，可理气活血，化瘀祛浊；治疗痞满、2 型糖尿病及其并发症、中风昏迷、脑鸣，用量为 15 ~ 30 g，可芳香化浊，宣痹开窍[1]。

三、不良反应

1. 报告指出石菖蒲挥发油的主要成分 β - 细辛醚可引起大鼠十二指肠恶性肿瘤。报告表明，石菖蒲挥发油成分黄樟醚能引起大鼠恶性肿瘤[2]。

2. 杨永年等对石菖蒲的主要成分 α - 细辛醚的致突变研究发现，该成分对大鼠染色体有断裂效应、对孕鼠有一定的毒性和胚胎效应[3]。

四、使用注意

孕妇忌用。

参考文献

[1] 张莉莉，韦宇，邱莎，等 . 石菖蒲的临床应用及其用量探析 [J]. 吉林中医药，2020，40(6)：803-805.

[2] 梁虹 . 石菖蒲化学成分及神经保护、抑菌活性部位的筛选研究 [D]. 宁夏医科大学，2014.

[3] 杨永年，殷昌硕，肖杭，等 . 石菖蒲主要成分 α - 细辛醚致突变研究 [J]. 南京医学院学报，1986(1)：11-14，85-86.

第十七章

补虚药

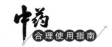

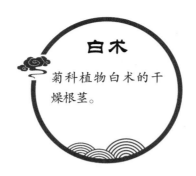

白术

菊科植物白术的干燥根茎。

一、临床及配伍应用

1. 用于脾胃气虚、运化无力、食少便溏、脘腹胀满、肢软神疲。白术为补气健脾的要药，治疗脾气虚弱、食少神疲，常配伍人参、茯苓，以益气补脾，如四君子汤；治疗脾胃虚寒、腹满泄泻，配伍人参、干姜，以温中健脾，如理中丸；治疗脾虚积滞、脘腹痞满，常配伍枳实，以消补兼施，如枳术丸。

2. 用于脾虚水停，而为痰饮、水肿、小便不利。白术既可补气健脾，又能燥湿利水，故用之甚宜。治疗痰饮，常配伍桂枝、茯苓，以温脾化饮，如苓桂术甘汤；治疗水肿，常配伍茯苓、泽泻，以健脾利湿，如五苓散。

3. 用于脾虚气弱、肌表不固而汗多。配伍黄芪或浮小麦，以补脾益气，固表止汗，如玉屏风散、牡蛎散。

4. 用于脾虚气弱、胎动不安。常与砂仁配伍，以补气健脾安胎，如泰山磐石散。

二、炮制品的合理使用

1. 生白术：燥性强，长于燥湿利水。用于痰饮水肿，如治疗痰饮内停、脾失健运的苓桂术甘汤（《伤寒论》）。

2. 土炒白术：借土气助脾，补脾止泻力胜，用于脾虚食少、泄泻便溏、胎动不安，如治疗脾虚泄泻的附子理中丸（《太平惠民和剂局方》），治疗脾虚食少的大健脾丸（《古今医统》），治疗胎动不安的千金保胎丸（《妇科玉尺》）。

3. 麸炒白术：能缓和燥性，借麸入中，增强健脾消胀作用。用于脾胃不和、运化失常、食少胀满，如治疗脾虚气滞、脘腹胀满的枳术丸（《脾胃论》）。

4. 焦白术：长于健脾止泻。用于脾虚泄泻、久痢，如治疗肠风痔漏、脱肛泻血的香术丸（《圣济总录》）。

三、用法用量

1.《中国药典》规定白术用量为 6 ~ 12 g。

2. 经验用法及用量：临床常用量为 10 ~ 15 g。

（1）小剂量（6 g）：主要用于消痰化饮，如甘草干姜茯苓白术汤[1]。

（2）中剂量（9 g）：主要用于补气健脾，安胎，如理中汤[1]。

（3）大剂量（12 g）：主要用于祛风胜湿除痹，如麻黄加术汤、越婢加术汤[1]。

（4）超大剂量（> 12 g）：主要用于气虚便秘，如桂枝附子汤去桂加术汤[2]。

四、不良反应

白术的不良反应主要表现为吐血、鼻衄、便血、恶寒发热、烦躁不安、肌肤发斑等[3]。

五、与西药联用禁忌

1. 不宜与抗菌药物合用，如青霉素、链霉素、新霉素、灰黄霉素、磺胺类。

2. 不宜与降糖药合用，如甲苯磺丁脲、氯磺丙脲。

3. 不宜与汞剂、碘剂、砷剂、抗组胺药、氢氯噻嗪等合用。

六、使用注意

1. 本品温性偏燥，多服久服易伤阴，故阴虚燥热、津亏燥渴者慎用。

2. 气滞胀闷者忌用。

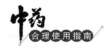

3. 过敏体质者慎用。

参考文献

[1] 王朝阳.《伤寒杂病论》中白术临床运用及证治规律研究 [D]. 武汉：湖北中医药大学，2015.

[2] 刘理想，赵凯维，张玉辉，等. 周超凡对中药常用量与超大用法用量的认识 [J]. 中国中医基础医学杂志，2018，24(7)：993-995，1001.

[3] 唐文安. 白术误用致害 3 例 [J]. 贵州中医学院学报，1987(4)：45.

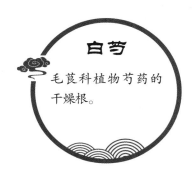

白芍

毛茛科植物芍药的
干燥根。

一、临床及配伍应用

1.用于治疗肝血亏虚。常配伍熟地黄、当归、川芎，如四物汤。

2.用于治疗月经病。用于治疗血虚有热引起的月经不调，可配伍黄芩、黄柏、续断等药，如保阴煎；用于治疗肝血肾精不足引起的月经病，可配伍当归和六味地黄汤，即归芍地黄汤。

3.用于治疗肝郁脾虚、血虚肝郁引起的胁肋疼痛等。常配伍柴胡等，如逍遥散、四逆散、柴胡疏肝散等。

4.用于治疗脾虚肝旺引起的腹痛泄泻。与白术、防风、陈皮配伍，可调肝理脾，柔肝止痛，如痛泻要方。

5.用于阴血虚、筋脉失养而致的手足挛急作痛。常配伍甘草缓急止痛，即芍药甘草汤；筋脉挛急痛甚者，可在芍药甘草汤的基础上再配伍木瓜、威灵仙、伸筋草等舒筋活络。

6.用于肝阳上亢引起的头痛眩晕。常配伍牛膝、代赭石、龙骨、牡蛎等，如镇肝息风汤。

7.用于外感风寒、营卫不和引起的汗出恶风。与温经通阳的桂枝等配伍，以调和营卫，如桂枝汤[1]。

二、炮制品的合理使用

1.生白芍：具有清泻肝火，平抑肝阳，养阴除烦的功效。多用于肝阳上亢之头痛、眩晕、耳鸣、阴虚发热、烦躁易怒。如治肝阳上亢，头痛眩晕的建瓴汤（《参西录》）；治阴虚发热的芍药散（《普济方》）。

2. 炒白芍：以养血和营，敛阴止汗为主。用于血虚萎黄、腹痛泄泻、自汗盗汗。如治肝旺脾虚之肠鸣腹痛、泄泻的痛泻要方（《景岳全书》）。

3. 醋白芍：白芍醋炙后，引药入肝，增强敛血养血、疏肝解郁的作用，用于肝郁乳汁不通、尿血等，如治疗产后郁结、乳汁不通的通肝生乳汤（《傅青主女科》），治疗尿血且血色鲜红的加减黑逍遥散（《医略六书》）。

4. 酒白芍：善于调经止血，柔肝止痛。用于肝郁血虚之胁痛腹痛、月经不调、四肢挛痛。如治血伤兼赤白带下的芍药浸酒汤（《普济方》）。

5. 土炒白芍：白芍土炒后，可借土气入脾，增强养血和脾，止泻作用，适用于肝旺脾虚、腹痛腹泻。如配伍土炒白术、广陈皮、炮姜炭等治疗伏气、泄泻及风痢（《时病论》）；配伍西洋参、米炒黄芪、土炒白术治疗泄痢不已、气虚下陷、谷道不合、肛门下脱（《时病论》）。

6. 生白芍、炒白芍的合理使用案例如下。

案例（一）

诊断：肝阳上亢证。

方药：建瓴汤。山药 30 g，怀牛膝 10 g，生赭石 30 g（先煎），生牡蛎 30 g（先煎），生龙骨 30 g（先煎），生地黄 15 g，生白芍 15 g，柏子仁 15 g。

分析：建瓴汤可治疗肝阳上亢、头痛眩晕，所含的生白芍味酸能收，长于平肝止痛，养血调经，敛阴止汗。多用于头痛眩晕、胁痛、腹痛、四肢挛痛、血虚萎黄、月经不调、自汗、盗汗。

案例（二）

诊断：营血虚滞证。

方药：四物汤。当归 9 g，炒白芍 9 g，熟地黄 12 g，川芎 6 g。

分析：四物汤可治疗营血虚滞证，其中炒白芍寒性缓和，以养血和营、敛汗止汗为主。用于血虚萎黄、腹痛泄泻、自汗盗汗。

三、用法用量

1.《中国药典》规定白芍用量为 6 ～ 15 g。

2.《郑邦本医集》中白芍的用法用量：煎服，常用剂量为 5 ～ 15 g，大剂量为 15 ～ 30 g。养血敛阴常用剂量为 15 ～ 30 g，柔肝缓急止痛的剂量从 30 g 开始，若痛不缓解，逐渐加量可至 60 g[1]。

四、不良反应

白芍含白芍总苷，在白芍总苷对大鼠和犬的长期毒性试验中发现，除在长期给药后血小板数目增高，其摄食、身体质量指数、血常规、尿常规、肝肾功能均无明显改变，对两种动物的心、脑、肝、肾等重要脏器与组织的病理组织学观察也没有发现明显的毒性作用。致畸试验的研究表明，白芍总苷的鼠伤寒沙门菌回复突变试验，中国仓鼠肺细胞染色体试验和微核试验均呈阴性。白芍总苷的研究也显示白芍总苷无明显毒性损害，安全范围较大。然而，白芍总苷致突变、致畸研究表明，当大剂量大鼠体重增重降低时，对胎仔和胎盘发育具有胚胎毒性效应，但未见白芍总苷对胎仔外观、内脏和骨骼形态等产生明显的致畸作用。临床上白芍总苷被广泛应用于治疗自身免疫疾病，不良反应较少，主要是大便性状改变，如便稀、便次增多，以及轻度腹痛等。但也有白芍总苷出现罕见不良反应的报道，如白芍总苷致男性乳房增生、白芍总苷胶囊可致疱疹，但停药后症状均消失[3]。

五、与西药联用禁忌

白芍具有酸性作用，不宜与磺胺类药、氨基糖苷（链霉素、红霉素、庆大霉素、卡那霉素等）、氢氧化铝、氨茶碱等碱性药，呋喃妥因、利福平、阿司匹林、吲哚美辛等西药同用。其基本原理是：①易析出结晶而致结晶尿、血尿；②减弱药效；③起中和反应，降低或失去药效；④加重对肾脏的毒性[4]。

六、使用注意

阳衰虚寒者不宜用。

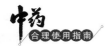

参考文献

[1] 胡波，张文涛．郑邦本医集 [M]．北京：中国中医药出版社，2021．

[2] 王秋红．中药加工与炮制学 [M]．北京：中国中医药出版社，2022．

[3] 刘建勋．中药药理学 [M]．北京：中国协和医科大学出版社，2020．

[4] 吴文博，董占军．中药汤剂研究 [M]．石家庄：河北科学技术出版社，2008．

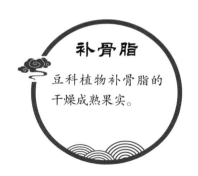

补骨脂

豆科植物补骨脂的干燥成熟果实。

一、临床及配伍应用

1.肾阳不足、命门火衰之腰膝冷痛、阳痿、遗精、尿频。治疗腰膝冷痛，常配伍杜仲、胡桃肉，如青娥丸；治疗阳痿，常配伍菟丝子、沉香、胡桃肉，如补骨脂丸。

2.用于脾肾阳虚泄泻。常配伍五味子、肉豆蔻、吴茱萸，如四神丸。

3.用于肾不纳气之虚喘。常配伍人参、肉桂、沉香。

二、炮制品的合理使用

1.生补骨脂：长于除湿止痒。多用于制备酊剂、散剂等，外用治疗银屑病、白癜风、扁平疣、斑秃。

2.盐炙补骨脂：盐炙可使补骨脂果皮质地变得松脆，增加了补骨脂有效成分及其他成分的溶出[1]。可引药入肾,增强温肾助阳、纳气、止泻的作用。用于阳痿遗精、遗尿尿频、腰膝冷痛、肾虚作喘、五更泄泻，如治疗精关不固引起阳痿遗精的补骨脂散（《太平圣惠方》），治疗脾肾虚弱之泄泻的二神丸（《普济本事方》），治疗肾气虚冷、小便无度的破故纸丸（《杨氏家藏方》），治疗寒湿气滞、腰痛脚肿的补骨脂散（《杨氏家藏方》），治疗肾虚喘咳的胡桃故纸汤（《中药临床应用》），治疗脾肾虚寒、大便不实、五更泄泻的四神丸（《内科摘要》）。

三、用法用量

《中国药典》规定补骨脂用量为 6 ~ 10 g。

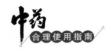

四、不良反应

补骨脂的不良反应主要表现为肝损伤、光毒性、接触性皮炎[2]。从服药到发生肝损伤，中位天数为 29 天。发生不良反应具有明显的性别差异，女性占六成以上，且患者年龄在 41 岁以上，经积极治疗预后较好，好转率为肝损伤总病例数的 96.7%[3]。目前认为，造成主要不良反应——肝损伤的毒性成分可能主要包括补骨脂素、异补骨脂素、补骨脂二氢黄酮及补骨脂二氢黄酮甲醚，且文献显示补骨脂素、异补骨脂素具有肝靶向性。主要机制为通过影响胆汁酸转运-外排平衡、氧化应激、脂质合成、胆汁酸代谢酶和肝再生等途径引起肝毒性[4]。值得一提的是，补骨脂素和异补骨脂素均表现出类似植物激素的作用，其中肝脏是它们的主要作用目标（靶器官）。此外，这些物质在临床应用中引发的不良反应主要集中在肝脏损伤方面，且这种损伤在不同性别间存在差异[5]。

五、使用注意

1. 补骨脂性燥热，易伤阴助火，故阴虚火旺、湿热病症、大便秘结者忌服。

2. 补骨脂易动火致胎动不安，故孕妇忌用。

参考文献

[1] 修彦凤，施贝，唐昌娟，等.炮制对补骨脂在大鼠体内药动学特性的影响 [C]// 中华中医药学会中药炮制分会.中华中医药学会中药炮制分会 2011 年学术年会论文集.上海中医药大学中药学院，2011：5.

[2] 田文杨，兰姗，张力，等.补骨脂的安全性评价与风险控制措施探讨 [J].中国中药杂志，2017，42(21)：4059-4066.

[3] 刘亚蕾，葛斐林，朱敬肖，等.基于被动监测数据和医院病例的一种补骨脂制剂相关肝损伤再评价 [J].中国中药杂志，2019，44(19)：4272-4276.

[4] 吴育，许妍，吴丽，等.补骨脂临床不良反应报道、毒性研究及减毒思考 [J]. 中药药理与临床，2021，37(6)：207-213.

[5] ALVARO D，LNVERNIZZI P，ONORI P，et al. Estrogen receptors in cholangiocytes and the progression of primary biliary cirrhosis[J]. J Hepatol，2004，41(6)：905-912.

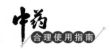

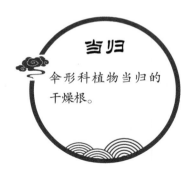

当归

伞形科植物当归的
干燥根。

一、临床及配伍应用

1. 用于心肝血虚、面色萎黄、眩晕心悸，为补血要药。若营血亏虚，配伍熟地黄、白芍，如四物汤；若气血两虚，配伍黄芪、人参，如当归补血汤、人参养营汤。

2. 用于血虚或血虚兼有瘀滞的月经不调、痛经、经闭，为妇科要药。气滞血瘀者，配伍香附、桃仁、红花，如桃仁红花煎；寒凝者，配伍肉桂、艾叶，如艾附暖宫丸；血热者，常配伍赤芍、牡丹皮。

3. 用于缓解寒凝血滞、跌打损伤、风湿痹阻的疼痛。治疗寒凝血滞的头痛，常配伍川芎、白芷；治疗气血瘀滞的胸痛、胁痛，常配伍郁金、香附；治疗虚寒腹痛，常配伍桂枝、白芍；治疗血痢腹痛，常配伍黄芩、黄连、木香；治疗癥瘕积聚，常配伍三棱、莪术；治疗跌打损伤，常配伍乳香、没药；治疗风湿痹痛、肢体麻木，常配伍羌活、桂枝、秦艽。

4. 用于痈疽疮疡，为外科常用药。用于疮疡初期，配伍金银花、连翘以消肿止痛，如仙方活命饮；用于痈疽溃后、气血亏虚，配伍人参、黄芪、熟地黄以补血生肌，如内补黄芪汤。

5. 用于血虚肠燥型便秘。常配伍火麻仁以养血润肠通便，如润肠丸。

二、炮制品的合理使用

1. 生当归：长于补血，调经，润肠通便，消肿止痛。

（1）补血：①当归头——止血，如治血崩不止的当归头散（《杏苑生春》）。②当归身——补血，如治血虚发热的当归补血汤（《内外伤辨惑论》）。③当归尾——破血，如治疗中风引起气虚血瘀的补阳还五汤（《医林改错》）。④全当归——补血活血，如治疗痔漏及脱肛便血的连归丸（《医学入门》）。

（2）调经，如治疗月经不调的归附丸（《张氏医通》）。

（3）润肠通便，如治疗血虚肠燥型便秘的润肠丸（《沈氏尊生书》）。

（4）消肿止痛，如治疗骨痛及一切恶疮的当归散（《奇效良方》）。

2.酒当归：长于活血通经，祛瘀止痛。可用于经闭痛经、风湿痹痛、跌打损伤、瘀血肿痛，如治疗营血虚滞、少腹疼痛的四物汤（《太平惠民和剂局方》）；治疗产后血瘕作痛、脐下胀满的当归蒲延散（《济阴纲目》）；治疗风湿相搏、手足冷痹的蠲痹汤（《杨氏家藏方》）；治疗高处坠落、损伤肢体的当归汤（《圣济总录》）。

三、用法用量

《中国药典》规定当归用量为 6 ~ 12 g，临床常用量为 5 ~ 15 g。不宜超剂量服用，一般不超过 15 g。

四、不良反应

1.当归正常用量较安全且未见明显的毒副作用[1]，但其性温热而燥，长期或大量服用可致虚火上炎，出现失眠、咽痛、鼻腔灼热等症状。

2.当归超大用法用量可发生中毒致死。有报道称，一患者口服当归鸡汤（当归用量为 500 g），出现了呕吐、胸闷、心悸、呼吸困难、心率减慢、血压降低、心肌损伤、中毒性心肌炎和心源性休克，经抢救无效而死亡[2]。

3.少数患者可致敏反应，甚至出现重症多形性红斑，愈后眼部遗留睑球粘连、眼干燥症[3-5]。

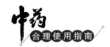

五、使用注意

1. 当归甘温，故湿热中阻、肺热痰火、阴虚阳亢、实热不寐、热迫出血、冲任热郁等证不宜用[6]。

2. 当归润燥滑肠，故脾胃虚弱引起不思饮食、消化不良、大便溏泄者慎用[7]。

3. 当归有活血作用，孕妇和月经过多者不宜用[8]。

参考文献

[1] 高立霞，潘韦韦，金美英，等.当归的临床应用及其用量探究 [J].吉林中医药，2019，39(8)：1013-1016，1020.

[2] 李庆全.超大剂量当归中毒致心脏损害而死亡 1 例报告 [J].中国乡村医生杂志，1998，(12)：41.

[3] 毛伟松.当归致皮疹 1 例报告 [J].新中医，2002，34(2)：70.

[4] 刘爱敏，赵现朝.当归过敏引起喘息 1 例报告 [J].中湖南中医药导报，2000，(2)：29.

[5] 程建新，李静.中药当归致重症多形性红斑 1 例 [J].中国误诊学杂志，2004，4(7)：1156.

[6] 谢昌仁.谈谈当归临床运用的禁忌 [J].江苏中医杂志，1987，19(10)：18-19.

[7] 高学敏.中药学 [M].北京：中国中医药出版社，2007.

[8] 唐志芳，郑依玲，梅全喜，等.当归用药禁忌的本草考证 [J].中药材，2016，39(10)：2382-2385.

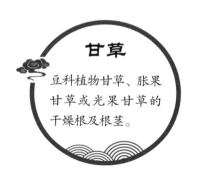

甘草

豆科植物甘草、胀果
甘草或光果甘草的
干燥根及根茎。

一、临床及配伍应用

1. 用于心气不足所致的心动悸、脉结代，以及脾气虚弱所致的倦怠乏力、食少便溏，能补益心脾之气。治疗心气虚，常配伍人参、阿胶、桂枝，如炙甘草汤；治疗脾气虚，常配伍人参、白术，如四君子汤。

2. 用于痰多咳嗽，能祛痰止咳。治疗风寒咳嗽，可配伍麻黄、杏仁，如麻黄汤；治疗肺热咳喘，可配伍石膏、麻黄、杏仁，如麻杏石甘汤；治疗寒痰咳喘，配伍干姜、细辛，如小青龙汤；治疗湿痰咳嗽，配伍半夏、茯苓，如二陈汤。

3. 用于脘腹及四肢挛急作痛，能缓急止痛。治疗阴血不足、筋脉失养而挛急作痛，常配伍白芍，即芍药甘草汤；治疗脾胃虚寒、营血不能温养所致脘腹疼痛者，常配伍桂枝、白芍，如小建中汤。

4. 用于药性峻猛的方剂中，能缓和烈性或减轻毒副作用，又可调和脾胃。如调胃承气汤，用甘草以缓和芒硝、大黄之性，使泻下不猛，并避免其刺激大肠而产生腹痛；如半夏泻心汤，与半夏、干姜、黄芩、黄连配伍，起到协和寒热、平调升降的作用。

5. 用于热毒疮疡、咽喉肿痛，能清热解毒。治疗热毒疮疡，常与金银花、连翘配伍，如银翘散；治疗咽喉肿痛，常配伍牛蒡子、桔梗，如牛蒡甘桔汤。

二、炮制品的合理使用

1. 生甘草：长于泻火解毒，化痰止咳。用于痰热咳嗽，咽喉肿痛，痈疽疮毒，药、食物中毒，如治疗外感风邪的三拗汤（《太平惠民和剂局方》）；治疗脱疽的四妙勇安汤（《验方新编》）；治咽喉肿痛的甘草汤（《伤寒论》）。

2. 炒甘草：炒制后其凉性去而温性存，既能补中焦脾土而不伤，又有甘缓不滞之性，为健脾温中佳品[1]，如治疗伤寒痞证、胃气虚弱、腹中雷鸣的甘草泻心汤（《伤寒论》）；治疗脾胃寒湿气滞证的厚朴温中汤（《内外伤辨惑论》）。

3. 炙甘草：补益及缓急止痛的作用增强[2]。用于治疗脾气虚、心气虚，如治疗脾胃气虚的四君子汤（《太平惠民和剂局方》）；治疗气血虚、心动悸、脉结代的炙甘草汤（《伤寒论》）；治疗脘腹挛急疼痛或四肢拘挛的芍药甘草汤（《伤寒论》）。

4. 生甘草、炙甘草的合理使用案例如下。

案例（一）

诊断：热毒炽盛证。

方药：四妙勇安汤。金银花15g，玄参15g，当归10g，生甘草6g。

分析：四妙勇安汤可治疗脱疽，其中生甘草味甘偏凉，长于泻火解毒，化痰止咳。多用于痰热咳嗽、咽喉肿痛、痈疽疮毒、食物中毒及药物中毒。

案例（二）

诊断：脾气虚证。

方药：四君子汤。党参20g，炒白术15g，茯苓15g，炙甘草10g。

分析：此方中炙甘草甘温，以补脾和胃，益气复脉力胜，常用于脾胃虚弱、心气不足、脘腹疼痛、筋脉挛急、脉结代。

三、用法用量

1. 《中国药典》规定甘草用量为2～10g。临床常用量为3～10g。

2. 经验用法与用量：

（1）小剂量（2～5g）：主要用于发汗，如麻黄汤[2]。

（2）中剂量（6～9g）：主要用于调和营卫，缓和药性，如桂枝汤[2]。

（3）大剂量（9～12 g）：主要用于健脾益胃，通阳复脉，缓急止痛，如炙甘草汤[2]。

四、不良反应

合理应用甘草是安全的，若长期或大量服用，尤其是甘草酸制剂，可能出现全身乏力、四肢麻木，导致不能站立行走，还可能出现头痛、胸闷、血压升高、水肿、腹胀、尿多口干、血钾明显降低；严重者可出现软瘫、肌溶、肾功能衰竭；更甚者出现严重的心律失常、呼吸困难[3]。

甘草及其制剂所引起的过敏反应较为普遍，主要表现为皮肤过敏反应及过敏性休克。皮肤过敏反应为全身皮肤瘙痒、脸部肿胀、颜面部皮肤荨麻疹样皮疹，或伴有头晕、耳鸣、胸闷、恶心、呕吐等[4-5]。过敏性休克表现为心慌气短，口唇及四肢末梢发绀、发凉，血压下降，短暂意识丧失等[6]。

五、配伍禁忌

1. 不宜与甘遂、大戟、芫花、海藻同用。

2. 不宜与奎宁、阿托品、盐酸麻黄碱等合用，避免甘草酸与生物碱产生沉淀，减少药物吸收。

3. 不宜与洋地黄类强心苷合用，避免强心苷中毒。

4. 不宜与排钾利尿药同用，甘草有排钾作用，易导致低钾血症，亦可引起水钠潴留，降低利尿药的作用。

5. 不宜与降糖药同用，甘草具有糖皮质激素样作用，可升高血糖，拮抗降糖药的作用。

6. 不宜与阿司匹林、水杨酸钠等水杨酸衍生物同用，避免诱发消化道溃疡。

7. 不宜与肾上腺皮质激素药合用，避免引起高血压、水肿。

8. 不宜与降压药合用，以防引起水钠潴留，减弱降压药的作用。

9. 不宜与口服避孕药同用，避免增加避孕药致高血压、水肿、低钾血症的副作用。

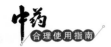

六、使用注意

1. 湿盛胀满、水肿者慎用。

2. 高血压、糖尿病、充血性心力衰竭、低钾血症患者慎用。

参考文献

[1] 王志芳.炮制不同甘草功效有异[N].中国中医药报，2018，07(4).

[2] 赵志谨.试谈《伤寒论》中甘草的使用剂量与禁忌[J].山东中医杂志，1983，(5)：10-11.

[3] 王冬梅，王小娟，郑清莲，等.甘草及其制剂的不良反应[J].中国药房，2004，15(1)：44-45.

[4] 王晓华，张西春.复方甘草甜素注射液致皮疹一例[J].实用医技杂志，2004，11(11)：2344.

[5] 刘桂芳.复方甘草甜素致过敏反应二例[J].中国药物与临床，2005，5(10)：730.

[6] 战玲，张砚.复方甘草酸苷注射液致过敏性休克3例[J].中华临床医学研究杂志，2006，12(19)：2644.

何首乌

蓼科植物何首乌的
干燥块根。

一、临床及配伍应用

1.用于体虚久疟、肠燥便秘、痈疽、瘰疬。生何首乌治疗体虚久疟、气血耗伤，常配伍人参、当归，如何人饮；治疗肠燥便秘、血虚津亏，配伍当归、火麻仁，如首乌麻仁汤；治疗痈疽疮疡，配伍金银花、连翘，如何首乌汤；治疗瘰疬结核，配伍夏枯草、土贝母、香附（《本草汇言》）。

2.用于血虚萎黄、眩晕耳鸣、须发早白、腰膝酸软、肢体麻木、心悸失眠、遗精崩漏。制何首乌治疗肝肾精血亏虚，能补血益阴、固涩精气，常配伍当归、枸杞子、菟丝子，如七宝美髯丹。

二、炮制品的合理使用

1.生何首乌：有截疟、润肠通便、解毒消肿之效。用于瘰疬疮痈、风疹瘙痒、肠燥便秘、久疟不止，如治疗疮疡肿痛的何首乌散（《精义》），治疗颈项生瘰疬、咽喉不利的何首乌丸（《太平圣惠方》），治疗久疟不止的何人饮（《景岳全书》）。生何首乌的主要成分是大黄素、大黄酚等，有促进肠道运动和轻度泻下的作用。

2.制何首乌：经黑豆汁拌蒸后，味转甘、性转温，能补肝肾，益精血，乌须发，强筋骨，化浊降脂。用于血虚萎黄、眩晕耳鸣、须发早白、腰膝酸软、肢体麻木、崩漏带下，以及西医学上的高脂血症，如益肾固精乌发的七宝美髯丹（《医方集解》）。制何首乌中的磷酯类成分和糖的含量增加，具有良好的补益作用，同时消除了生何首乌滑肠致泻的副作用，使慢性患者长期服用而不造成腹泻。

三、用法用量

《中国药典》规定生何首乌用量为 3 ～ 6 g，制何首乌用量为 6 ～ 12 g。

四、不良反应

1. 合理应用何首乌是安全有效的，出现不良反应常为自行服用，或用量过大所致 [1]。超剂量、长期连续口服何首乌及其成方制剂有可能引起肝损害。多数发生在 1 ～ 4 周，与用药剂量呈一定相关性。研究表明，生、制何首乌本身存在或其代谢产生的相关毒性成分，长期大剂量服用生、制何首乌提取液对胃肠道具有一定影响，对肝脏有一定损害，表现为食欲减退、恶心、全身不适、乏力、黄疸、谷丙转氨酶升高 [2]，但停药后可恢复。多数学者认为，何首乌所含的蒽醌类成分可能为引起肝损伤不良反应的主要毒性成分。根据化学成分与肝肾毒性相关性分析，游离型及结合型蒽醌类成分都可能具有肝肾毒性，其中大黄素可能是引发肝毒性的主要成分。

2. 何首乌含蒽醌类衍生物，可刺激大肠增加蠕动，促进排便，长期过量服用可出现腹泻、腹痛、恶心、呕吐、上消化道出血、嗳气、反酸等不良反应 [3]。

3. 服用何首乌可出现过敏反应，如全身皮肤瘙痒，出现红色斑块，抓破后有色素沉着；伴心慌胸闷、上腹部隐隐作痛、烦躁不安、呼吸急促 [4]。

4. 研究表明，制何首乌毒性小于生何首乌，生何首乌比制何首乌更易导致肝损害 [5]。

五、配伍禁忌

何首乌不宜与莱菔子同用，避免增加其肝毒性，出现神志恍惚、口干、头晕等中毒症状 [6]。

六、使用注意

大便溏泄及湿痰重者慎用。

参考文献

[1] 卫培峰，胡锡琴，严爱娟．何首乌所致不良反应概况 [J].陕西中医，2004，25(2)：170-171.

[2] 李剑．中药何首乌致药物性肝炎 11 例临床分析 [J].内蒙古中医药，2010，29(21)：89-90.

[3] 蔡红永．何首乌致上消化道出血 1 例 [J].新疆中医药，1995，(3)：31.

[4] 朱少丹．何首乌引起过敏反应一例 [J].中草药，1998，(9)：605.

[5] 国家药品监督管理局药品评价中心．药品不良反应信息通报——关注口服何首乌及其成方制剂引起的肝损伤风险 [EB/OL].2014，07：19.

[6] 蔡新荣．莱菔子与何首乌、熟地配伍致不良反应 1 例 [J].中国中西医结合杂志，1996，(10)：633.

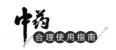

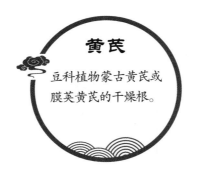

黄芪

豆科植物蒙古黄芪或
膜荚黄芪的干燥根。

一、临床及配伍应用

1. 用于脾胃气虚及中气下陷诸证，长于补中益气。凡脾虚气短、食少便溏、倦怠乏力，常配伍白术以补气健脾，如芪术膏；若气虚较甚，则配伍人参以增强补气作用，如参芪膏；若中焦虚寒、腹痛拘急，配伍桂枝、白芍、甘草以补气温中，如黄芪建中汤；若气虚阳弱、体倦汗多，配伍附子以益气温阳固表，如芪附汤。凡脾阳不升、中气下陷，而见久泻脱肛、内脏下垂者，配伍人参、升麻、柴胡以升阳举陷，如补中益气汤。

2. 用于肺气虚及表虚自汗、气虚外感诸证。治疗肺气虚弱、咳喘气短，配伍紫菀、五味子以补肺气，如补肺汤；治疗表虚卫阳不固的自汗，且易外感者，配伍白术、防风益卫气以固表止汗，如玉屏风散。

3. 用于气虚水湿失运的水肿、小便不利。治疗水肿、小便不利，配伍防己、白术以补气利尿消肿，如防己黄芪汤。

4. 用于气血不足、疮疡内陷的脓成不溃或久溃不敛。治疗脓成不溃，配伍当归、穿山甲、皂角刺，以托毒排脓，如透脓散；治疗久溃不敛，配伍当归、人参、肉桂以生肌敛疮，如内补黄芪汤。

二、炮制品的合理使用

1. 生黄芪：长于益卫固表、托毒生肌、利水消肿。用于表卫不固的自汗或体虚易于感冒、气虚水肿、痈疽不溃或久溃不敛，如治疗卫气不固的玉屏风散（《丹溪心法》）；治疗汗出恶风的防己黄芪汤（《金匮要略》）；治疗痈疽肿痛的透脓散（《外科正宗》）。

2.炙黄芪：长于益气补中。用于肺脾气虚，中气下陷引起的久泻脱肛、子宫下垂，气虚不能摄血的便血、崩漏，如治疗四肢乏力、食少便溏的补气运脾汤（《统旨》）；治疗中气下陷的补中益气汤（《内外伤辨惑论》）；治疗心脾两虚的归脾汤（《正体类要》）。

3.生黄芪、炙黄芪的合理使用案例如下。

案例（一）

诊断：卫气不固证。

方药：玉屏风散。生黄芪 30 g，炒白术 15 g，防风 10 g。

分析：生黄芪长于益卫固表，托毒生肌，利尿退肿。常用于表卫不固的自汗或体虚感冒、气虚水肿、痈疽不溃或久溃不敛。

案例（二）

诊断：中气下陷证。

方药：补中益气汤。炙黄芪 20 g，党参 15 g，炒白术 10 g，炙甘草 10 g，当归 10 g，升麻 6 g，柴胡 6 g。

分析：炙黄芪甘温而偏润，长于益气补中。多用于脾肺气虚、食少便溏、气短乏力或兼中气下陷的久泻脱肛、子宫下垂，以及气虚不能摄血的便血、崩漏等出血证。

三、用法用量

1.《中国药典》规定生黄芪、炙黄芪用量为 9 ~ 30 g。

2.经验用法及用量：

（1）小剂量：治疗虚劳不足、上消化道溃疡，可用 15 ~ 30 g[1]。

（2）中剂量：用于治疗风痹、身体不仁、半身不遂、骨质增生疼痛、可用 30 ~ 60 g[1]。

（3）大剂量：用于治疗水气、水肿，用量可达 60 ~ 100 g[1]。

四、不良反应

1.使用黄芪的针剂——黄芪注射液可能会出现胸满、腹胀、食欲缺乏、呕吐、腹泻等症状[2]。

2. 出现过敏反应，如周身瘙痒、出现红色丘疹、双下肢凹陷性水肿[3]。

3. 个别患者会出现血压升高、头痛、眩晕、烦躁、胸闷、四肢剧烈疼痛伴震颤、失眠、牙龈出血等不良反应[4-5]。

五、使用注意

表实邪盛、内有积滞、阴虚阳亢、疮疡阳证、实证者不宜使用。

参考文献

[1] 黄煌. 黄芪 [J]. 中国社区医师，2002，18(13)：34-35.

[2] 冯伟贞，范玉堂. 黄芪注射液引起胃肠道反应一例 [J]. 医药导报，1999，(6)：456.

[3] 刘昱. 中药黄芪口服致剥脱性角质松解症1例 [J]. 中国中医急症，2013，22(7)：1251.

[4] 王春华，张家驹. 大剂量黄芪致高血压5例分析 [J]. 山东中医杂志，1996，(8)：351.

[5] 高天，何燕. 黄芪不良反应的临床表现 [J]. 时珍国医国药，2005，16(11)：1184.

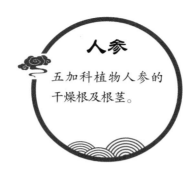

人参

五加科植物人参的
干燥根及根茎。

一、临床及配伍应用

1. 用于气虚欲脱、脉微欲绝的重危证候。单用即有大补元气、复脉固脱之效，如独参汤；如兼见四肢逆冷、阳气衰微，可配伍附子以益气回阳，即参附汤；如兼见汗多口渴、气阴两伤，可配伍麦冬、五味子以益气敛阴，即生脉散。

2. 用于肺气虚弱等证，能补益肺气。若短气喘促、懒言声微、脉虚自汗，常配伍黄芪、五味子，如补肺汤；若喘促日久、肺肾两虚，常与胡桃肉、蛤蚧等补益肺肾药同用，如人参胡桃汤、人参蛤蚧散。

3. 用于脾气不足等证，能补脾益气。若倦怠乏力、食少便溏，常配伍白术、茯苓、甘草等益气健脾药，如四君子汤。

4. 用于热病气津两伤、身热口渴及消渴等证，能益气生津。治疗身热汗多、口渴脉虚，常配伍石膏、知母，如白虎加人参汤。

5. 用于气血亏虚的心悸、失眠、健忘等证，能补气安神益智。常配伍生地黄、丹参、酸枣仁等养血安神药，如天王补心丹。

二、炮制品的合理使用

1. 生晒参：偏于补气生津，补脾益肺。用于脾虚食少、肺虚喘咳、津伤口渴、内热消渴、气血亏虚、惊悸失眠，如治疗气阴两伤的生脉散（《医学启源》），治疗脾胃虚弱、食少便溏、四肢乏力、形体消瘦的参苓白术散（《太平惠民和剂局方》）。

2.红参：偏于复脉固脱，益气摄血，补气壮阳。用于体虚欲脱、肢冷脉微、气不摄血、崩漏下血、阳痿宫冷，如治气虚欲脱、汗出肢冷的参附汤（《正体类要》）。

三、用法用量

《中国药典》规定人参用量为 3 ~ 9 g。宜文火另煎兑服，也可研末吞服，一次 2 g，一日 2 次。用于急重症，剂量可增为 15 ~ 30 g。

四、不良反应

1.素体偏热者服用人参后可出现头晕、头痛、烦躁失眠、口干、口苦、鼻出血、牙龈出血等。

2.消化功能差者，服用人参后可能导致胃肠气滞不畅，出现胸闷、腹胀、纳呆等。

3.大剂量或久服，可出现头痛、胸闷、兴奋失眠、心悸心慌、欣快、易激动，甚至出现精神失常、血压升高等"人参滥用综合征"[1]。

4.引发过敏反应，如皮肤瘙痒，出现红色丘疹或小水疱丘疹；皮肤发红，眼皮肿胀，视物不清，全身水肿、发绀，可诱发多形糜烂性红斑[2]。

五、配伍禁忌

1.不宜与藜芦、五灵脂、莱菔子同用。人参反藜芦，畏五灵脂，恶莱菔子。

2.不宜与浓茶同时服用，以防茶叶中的鞣酸阻碍无机盐的吸收和凝固蛋白质[3]。

3.不宜与强心苷合用。人参与强心苷同用会相互增强作用，易发生强心苷中毒[4]。

4.不宜与抗凝药合用，避免延长出血时间[5]。

5.不宜与类固醇、β - 受体阻滞剂、毒毛花苷等合用，避免出现高血压。

6.不宜与激素类合用，避免水肿加重。

7.不宜与苯巴比妥、水合氯醛等镇静止痉药合用，避免加强中枢神经系统的抑制作用[6]。

六、使用注意

实证、热证、正气不虚者忌服。

参考文献

[1] 李卫民，李水平 . 中药人参的不良反应 [J]. 中国中药杂志，1992，17(5)：312-314.

[2] 宋黎 . 新鲜人参致过敏 1 例 [J]. 药物流行病学杂志，2003，12(1)：45.

[3] 张兴 . 含人参类药物的应用禁忌 [J]. 家庭医学，2011，(9)：25.

[4] 邹剑成，蓝金全 . 中西药不合理联用的探讨 [J]. 中国药房，2007，18(36)：2873-2875.

[5] 唐志芳，梅全喜 . 临床常用西药与中药的配伍禁忌 [J]. 中国药师，2016，19(10)：1946-1949.

[6] 汪海涛 . 使用人参有哪些禁忌？ [J]. 中医健康养生，2020，6(2)：54.

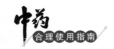

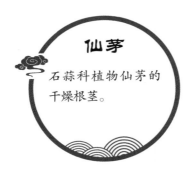

仙茅

石蒜科植物仙茅的
干燥根茎。

一、临床及配伍应用

1.用于肾阳不足、命门火衰之阳痿精冷、遗尿尿频。常配伍淫
羊藿、菟丝子。

2.用于肾虚腰膝痿软、筋骨冷痛。配伍淫羊藿、杜仲、巴戟天。

3.用于寒湿久痹。配伍威灵仙、独活、川芎。

4.用于脾肾阳虚的脘腹冷痛、泄泻。配伍补骨脂、干姜、人参、
白术。

二、用法用量

《中国药典》规定仙茅用量为 3 ～ 10 g。

三、不良反应

1.仙茅燥烈有毒，不宜久服，过量服用会出现发热、寒战、心悸、
胸闷心慌、期前收缩等不良反应[1]。

2.有报道称，仙茅可致药物中毒性周围神经病，表现为四肢远
端麻木、感觉迟钝[2]。

四、使用注意

阴虚火旺者忌服。

参考文献

[1] 周德生. 常见中药不良反应与防范 [M]. 太原：山西科学技术出

版社，2008：118-205.

[2]　钟捷,陈艳,周德生.仙茅等中药致药物中毒性周围神经病1例[J].
现代中西医结合杂志，2010，19(24)：3107-3108.

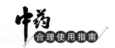

淫羊藿

小檗科植物淫羊藿、箭叶淫羊藿、柔毛淫羊藿或朝鲜淫羊藿的干燥叶。

一、临床及配伍应用

1. 用于肾阳虚所致的阳痿、不孕、尿频，有温肾壮阳，益精起痿之效。可单味浸酒服，如淫羊藿酒；可配伍熟地黄、枸杞子、巴戟天，如赞育丸。

2. 用于肝肾不足所致的筋骨痹痛、风湿拘挛麻木，能补肝肾，强筋骨，祛风湿。治疗肢体麻木拘挛，可单用浸酒服；兼见筋骨痿软、步履艰难时，可配伍杜仲、巴戟天、桑寄生。

二、炮制品的合理使用

1. 生淫羊藿：长于祛风湿、强筋骨。用于风湿痹痛、肢体麻木、筋骨痿软，如治疗风寒湿痹、走注疼痛的仙灵脾丸（《太平圣惠方》），治疗手足顽痹、行步艰难的仙灵脾煎（《太平圣惠方》）。

2. 炙淫羊藿：长于温散寒邪、补肾助阳。经羊脂油炙后，能增强淫羊藿温肾助阳之功效，可用于肾阳不足的阳痿、宫冷不孕，如治肾气衰弱、阳痿不举的三肾丸（《全国中药成药处方集》）。

三、用法用量

《中国药典》规定淫羊藿用量为 6 ~ 10 g。

四、不良反应

1. 存在淫羊藿导致乙型肝炎病毒携带者发生慢性药物性肝损伤的病例[1]。

2. 使用正常量的淫羊藿时无明显不良反应，研究证明，淫羊藿剂量和疗程与肝脏毒性强度呈正相关。另外，雌性动物受肝损害较雄性动物明显[2]。

五、使用注意

淫羊藿为温热壮阳药，易于动火劫阴，故存在里实热、阳热亢盛、阴虚火旺、相火妄动等证者不宜用。

参考文献

[1]　贺琴，谭华炳. 淫羊藿致 HBV 携带者发生肝脏损害 1 例 [J]. 中国肝脏病杂志 (电子版)，2015，7(1)：113.

[2]　张林，张晶璇，范琼尹，等. 均匀设计结合多元回归分析用于淫羊藿对大鼠肝毒性的影响 [J]. 中国实验方剂学杂志，2018，24(6)：189.

第十八章

收涩药

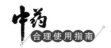

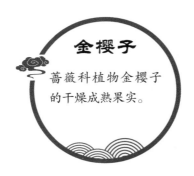

金樱子

蔷薇科植物金樱子
的干燥成熟果实。

一、临床及配伍应用

1. 用于气虚久泻，常配伍芡实、莲子、茯苓、党参。

2. 用于滑精、遗精，常配伍沙苑子、龙骨、牡蛎、莲须、芡实。

3. 用于久痢不止，常配伍莲子、芡实、罂粟壳。

4. 用于小便过多，常配伍覆盆子。

二、用法用量

1.《中国药典》规定金樱子用量为 6 ～ 12 g。

2.《名医别录》规定金樱子用量为 6 ～ 18 g。

三、不良反应

1. 毒性反应：服用大量金樱子所致，表现为腹痛、腹泻、血水样便。

2. 过敏反应：出现红色丘疹、皮肤蚁行感，局部应用可致接触性皮炎[1]。

3. 中毒机制：金樱子的毒性反应可能是其中含大量鞣质，对消化道黏膜的强烈刺激所致。

四、与西药联用禁忌

金樱子含大量鞣质，不宜与四环素、灰黄霉素、林可霉素、利福平、麻黄素、地高辛、索米痛片、亚铁盐及磺胺类药物同服，以防发生中毒性肝炎，因为鞣质能与人体内维生素 B_1 发生牢固结合，长期同时服用会造成体内维生素 B_1 的缺乏。

五、使用注意

有实火、实邪者不宜用，脾胃虚寒者忌用。

参考文献

[1] 赵俐黎，朱平生，王祖龙.传统医学确有专长人员考核指导 [M].
济南：山东科学技术出版社，2018.

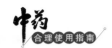

五味子

木兰科植物五味子的干燥成熟果实。

一、临床及配伍应用

1. 用于肺肾两虚之咳嗽气喘等。配伍熟地黄、山茱萸等，如都气丸。

2. 用于肺气耗伤之寒饮喘咳等。配伍干姜、细辛、麻黄等，如小青龙汤。

3. 用于心阴不足之心悸怔忡、失眠健忘等。配伍地黄、麦冬、枣仁等，如天王补心丹。

4. 用于肾虚精关不固之滑精、腰酸腿软等。配伍桑螵蛸、龙骨等。

5. 用于气阴两伤之汗多气短、心悸喘咳、口渴舌燥等。配伍人参、麦冬等，如生脉散。

6. 用于脾肾两虚之泄泻不止、饮食不思、得食不消、腰酸神疲等。配伍补骨脂、肉豆蔻、吴茱萸等，如四神丸。

7. 用于治虚汗。配伍柏子仁、牡蛎等[1]。

二、炮制品的合理使用

1. 生五味子：以敛肺、止咳、止汗为主，用于咳喘、盗汗、自汗、口干作渴，如治疗肺经感寒、咳嗽不已的五味细辛汤（《鸡峰普济方》），治疗气阴两伤、自汗口渴的生脉散（《内外伤辨惑论》）。

2. 醋五味子：酸涩收敛、涩精止泻的作用较生五味子强，用于遗精、泄泻，如治疗脾肾虚寒、五更泄泻的四神丸（《中国药典》）。

3. 酒五味子：益肾固精的作用较生五味子强，用于肾虚遗精，如治疗肾虚骨软、遗精尿频的麦味地黄丸（《寿世保元》）。

4. 蜜五味子：补益肺肾的作用较生五味子强，用于久咳虚喘，如治疗阴虚燥热久咳的久嗽噙化丸（《先醒斋医学广笔记》）[2]。

三、用法用量

1.《中国药典》规定五味子用量为 2 ~ 6 g。

2.《中草药学》规定五味子用量为 3 ~ 10 g[1]。

四、不良反应

少数患者口服五味子或者五味子提取物后会有胃部不适感，严重者会出现泛酸及胃痛，并有呃逆、困倦、肠鸣等不良反应。有出现窦性心动过速、呼吸抑制不良反应的个案报道[3]。

五、与西药联用禁忌

1. 五味子酸性较强，不可与磺胺类药物联用。因磺胺类药物在酸性条件下不会加速乙酰化的形成，从而使其失去抗菌的作用。

2. 不可与碱性较强的西药，如氨茶碱、复方氢氧化铝、乳酸钠、碳酸氢钠等联用，因五味子与碱性药物发生中和反应后，会使这些碱性较强的药物降解或失去疗效[4]。

六、使用注意

1. 热性喘咳者忌用。

2. 外感有表邪或内有实热、麻疹初发者慎用[5]。

参考文献

[1] 王衍生. 中草药学 [M]. 杭州：浙江科学技术出版社，1982.

[2] 王秋红. 中药加工与炮制学 [M]. 北京：中国中医药出版社，2022.

[3] 冯彬彬，贾彦敏. 中药药理 [M]. 北京：中国医药科技出版社，2021.

[4] 李梅. 中医药学基础（第 3 版）[M]. 北京：中国医药科技出版社，2016.

[5] 蒋远征. 常见中药临证妙用 [M]. 福州：福建科学技术出版社，2021.

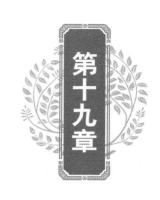

第十九章

攻毒杀虫止痒药

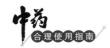

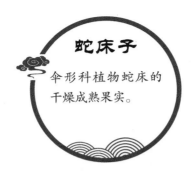

蛇床子

伞形科植物蛇床的
干燥成熟果实。

一、临床及配伍应用

1. 用于阴部湿痒、湿疹、疥癣。可单用或配伍明矾、苦参、黄柏等煎汤外洗。

2. 用于由肾阳衰微、下焦虚寒所致的男子阳痿、女子宫冷不孕。常配伍熟地黄、菟丝子、五味子、肉桂以温肾益精。

二、用法用量

蛇床子有小毒，《中国药典》规定蛇床子用量为 3 ~ 10 g，煎服。外用适量，多煎汤熏洗或研末调敷。

三、不良反应

1. 因蛇床子有小毒，且有局部麻醉作用[1]，故不宜超量服用。有报道称，内服蛇床子 20 g，有患者出现口干、舌麻、嗜睡、恶心、呕吐等不良反应，停药后消失[2]。

2. 少数患者外用蛇床子会出现皮肤潮红、剧痒等症状[3]。

四、配伍禁忌

不宜与牡丹皮、巴豆、贝母同用[4]。

五、使用注意

阴虚火旺或下焦有湿热者不宜内服。

参考文献

[1] 王本祥. 现代中药药理学 [M]. 天津：天津科学技术出版社，1997.

[2] 杨璐璐，庞云丽，秦兴卫，等. 服用蛇床子致不良反应 1 例 [J]. 药学实践杂志，2001，19(5)：274.

[3] 王春芳. 蛇床子散熏洗致过敏性药疹一例 [J]. 中医函授通讯，1994，02：39-39.

[4] 覃祥云，邱莎，王青，等. 蛇床子的临床应用及其用量探究 [J]. 长春中医药大学学报，2021，37(2)：270-273.

硫黄

自然元素类矿物硫族
自然硫，采挖后，加热
熔化，除去杂质；或用
含硫矿物经加工制得。

一、临床及配伍应用

1. 用于疥癣、湿疹、阴疽恶疮。治疗疥癣、湿疹，可与硼砂配伍，如复方硫黄乳膏；治疗无名肿毒恶疮，可与轻粉、白矾共研细末，麻油调涂。

2. 用于肾虚阳痿、虚喘冷哮、虚寒便秘。治疗肾虚阳痿，常与鹿茸、补骨脂、蛇床子等同用；治疗肾不纳气的喘促，配伍附子、肉桂、沉香等药，如黑锡丹；治疗虚冷便秘，与半夏同用，如半硫丸[1]。

二、用法用量

硫黄有毒，《中国药典》规定其外用适量，研末油调涂敷患处。内服 1.5 ~ 3 g，炮制后入丸散服。

三、不良反应

1. 天然硫黄含砷量较多，不宜内服，升华硫西黄蓍胶混悬液小鼠灌胃的半数致死量为 0.266 g/kg，中毒表现为拒食、肝大[2]。

2. 偶见皮肤刺激、瘙痒和烧灼感[3]。

3. 硫黄中毒剂量为 10 ~ 20 g，硫黄的中毒潜伏期为 0.5 ~ 2 小时。临床中毒表现：轻度中毒后可出现畏光、流泪、眼刺痛及异物感、流涕、鼻及咽喉灼热感、角膜炎、结膜炎等；中度中毒会出现中枢神经症状，包括头晕、头痛、心悸、气短、恶心、呕吐、便血、全身无力、体温升高、呼吸困难、发绀、肝大、黄疸、中毒性视功能障碍、共济失调，以及呼出气体有臭蛋味；重度中毒可出现呼吸困难、神志模糊、瞳孔缩小、对光反应迟钝、发绀，继则出现惊厥、昏迷，可因中枢麻痹、呼吸抑制而死亡[4]。

四、配伍禁忌

1. 不宜与芒硝、玄明粉同用[1]。

2. 本品与治疗痤疮、脱屑的药物，清洁剂，维 A 酸类药物，以及含乙醇的制剂合用，可增加对皮肤的刺激，使皮肤干燥。

3. 不得与含汞（水银）制剂共用，否则易变质，且增加刺激性[4]。

五、使用注意

1. 本品不可与铜制品接触，以防变质。

2. 阴虚阳亢及孕妇忌用。

3. 若非特殊配伍，一般不宜用于阳证痈肿，以免助热。

4. 中病即止，不可久服，以免伤阴[5]。

参考文献

[1] 滕佳林 . 中药学 [M]. 济南：山东科学技术出版社，2020.

[2] 刘建勋 . 中药药理学 [M]. 北京：中国协和医科大学出版社，2020.

[3] 熊方武，余传隆，白秋江，等 . 中国临床药物大辞典 (化学药卷下) [M]. 北京：中国医药科技出版社，2018.

[4] 杜冠华 . 中药材"毒"古今研究概评 [M]. 北京：中国医药科技出版社，2018.

[5] 曾昭龙 . 实用临床中药学 [M]. 郑州：河南科学技术出版社，2020.